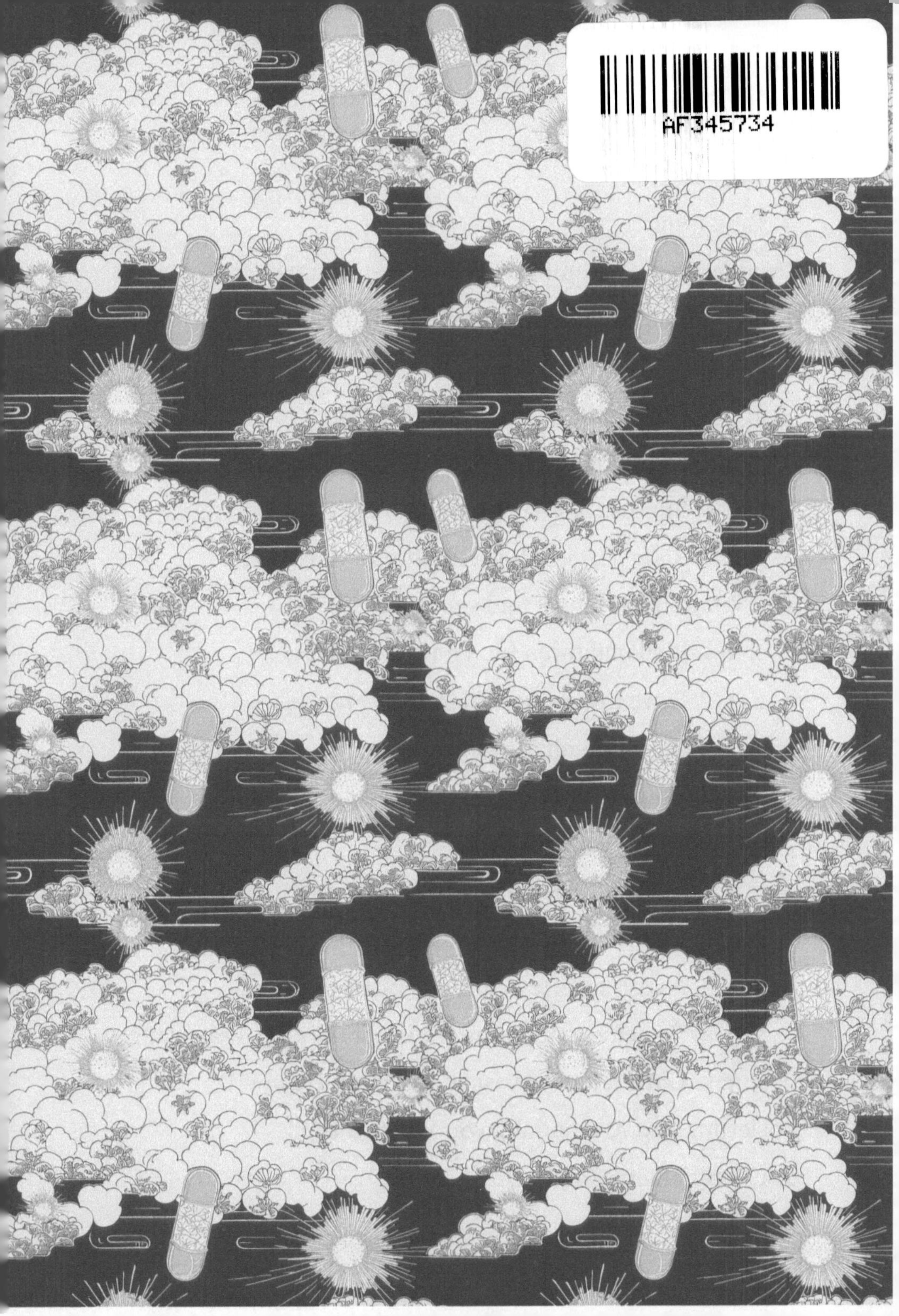
AF345734

Inhaltsverzeichnis

Artemis Saage

Vitamin D3 Hochdosiert: Der praktische Ratgeber zur Vitamin D3 Supplementierung

Alles über Dosierung, Wirkung und Anwendung - Von der Grundversorgung bis zum hochdosierten Vitamin D3 für Ihre optimale Gesundheit

178 Quellen
14 Fotos / Grafiken
14 Illustrationen

Impressum

Saage Media GmbH
c/o SpinLab – The HHL Accelerator
Spinnereistraße 7
04179 Leipzig, Germany
E-Mail: contact@SaageMedia.com
Web: SaageMedia.com
Commercial Register: Local Court Leipzig, HRB 42755 (Handelsregister: Amtsgericht Leipzig, HRB 42755)
Managing Director: Rico Saage (Geschäftsführer)
VAT ID Number: DE369527893 (USt-IdNr.)

Publisher: Saage Media GmbH
Veröffentlichung: 12.2024
Umschlagsgestaltung: Saage Media GmbH
ISBN-Softcover: 978-3-384-45162-0
ISBN-Ebook: 978-3-384-45163-7

Liebe Leserinnen, liebe Leser,

von Herzen danke ich Ihnen, dass Sie sich für dieses Buch entschieden haben. Mit Ihrer Wahl haben Sie mir nicht nur Ihr Vertrauen geschenkt, sondern auch einen Teil Ihrer wertvollen Zeit. Das weiß ich sehr zu schätzen.
Vitamin D3 - der unterschätzte Schlüssel zu einem starken Immunsystem und gesunden Knochen. Neueste Forschungen zeigen: Ein Großteil der Bevölkerung weist suboptimale Vitamin D-Spiegel auf, mit weitreichenden Folgen für Gesundheit und Wohlbefinden. Dieses fundierte Fachbuch vermittelt aktuelles Expertenwissen zur gezielten Vitamin D3-Supplementierung und deren vielfältigen Wirkungen auf den Organismus. Sie lernen, wie Sie Ihren persönlichen Vitamin D-Bedarf ermitteln, die richtige Dosierung finden und die Supplementierung sicher in Ihren Alltag integrieren. Von der Bedeutung für das Immunsystem bis zur optimalen Aufnahme - hier finden Sie wissenschaftlich fundierte Antworten auf alle wichtigen Fragen zur Vitamin D3-Versorgung. Dieses Buch bietet einen praxisorientierten Leitfaden für die sichere und effektive Anwendung von hochdosiertem Vitamin D3, basierend auf aktuellen Forschungsergebnissen. Verstehen Sie die zentrale Rolle von Vitamin D3 für Ihre Gesundheit und lernen Sie, wie Sie durch gezielte Supplementierung Ihr Wohlbefinden nachhaltig verbessern können.
Ich wünsche Ihnen nun eine inspirierende und aufschlussreiche Lektüre. Sollten Sie Anregungen, Kritik oder Fragen haben, freue ich mich über Ihre Rückmeldung. Denn nur durch den aktiven Austausch mit Ihnen, den Lesern, können zukünftige Auflagen und Werke noch besser werden. Bleiben Sie neugierig!

Artemis Saage
Saage Media GmbH

- support@saagemedia.com
- Spinnereistraße 7 - c/o SpinLab – The HHL Accelerator, 04179 Leipzig, Germany

Einleitung

Um Ihnen die bestmögliche Leseerfahrung zu bieten, möchten wir Sie mit den wichtigsten Merkmalen dieses Buches vertraut machen. Die Kapitel sind in einer logischen Reihenfolge angeordnet, sodass Sie das Buch von Anfang bis Ende durchlesen können. Gleichzeitig wurde jedes Kapitel und Unterkapitel als eigenständige Einheit konzipiert, sodass Sie auch gezielt einzelne Abschnitte lesen können, die für Sie von besonderem Interesse sind. Jedes Kapitel basiert auf sorgfältiger Recherche und ist durchgehend mit Quellenangaben versehen. Sämtliche Quellen sind direkt verlinkt, sodass Sie bei Interesse tiefer in die Thematik eintauchen können. Auch die im Text integrierten Bilder sind mit entsprechenden Quellenangaben und Links versehen. Eine vollständige Übersicht aller Quellen- und Bildnachweise finden Sie im verlinkten Anhang. Um die wichtigsten Informationen nachhaltig zu vermitteln, schließt jedes Kapitel mit einer prägnanten Zusammenfassung. Fachbegriffe sind im Text unterstrichen dargestellt und werden in einem direkt darunter platzierten, verlinkten Glossar erläutert. Für einen schnellen Zugriff auf weiterführende Online-Inhalte können Sie die QR-Codes mit Ihrem Smartphone scannen.

Zusätzliche Bonus-Materialien auf unserer Website
Auf unserer Website stellen wir Ihnen folgende exklusive Materialien zur Verfügung:

- Bonusinhalte und zusätzliche Kapitel
- Eine kompakte Gesamtzusammenfassung
- Eine PDF-Datei mit allen Quellenangaben
- Weiterführende Literaturempfehlungen

Die Website befindet sich derzeit noch im Aufbau.

SaageBooks.com/de/vitamin_d3_supplementierung-bonus-SH8FTI

1. Grundlagen der Vitamin D3 Supplementierung

ie Bedeutung von Vitamin D3 für unsere Gesundheit wird in der medizinischen Forschung immer deutlicher. Was früher hauptsächlich mit der Knochengesundheit in Verbindung gebracht wurde, entpuppt sich zunehmend als ein vielseitiger Regulator zahlreicher Körperfunktionen. Doch wie genau wird Vitamin D3 in unserem Körper gebildet und aktiviert? Welche Rolle spielt es bei der Regulation des Immunsystems? Und warum leiden trotz der Möglichkeit zur körpereigenen Produktion so viele Menschen unter einem Mangel? Die Komplexität der Vitamin D3-Versorgung wird besonders deutlich, wenn man die verschiedenen Einflussfaktoren betrachtet - von der geografischen Lage über individuelle Lebensgewohnheiten bis hin zu genetischen Voraussetzungen. Die optimale Supplementierung erfordert daher ein grundlegendes Verständnis der biochemischen Prozesse und ihrer Regulation im Körper. In diesem Kapitel werden die wissenschaftlichen Grundlagen der Vitamin D3-Bildung und -Aktivierung sowie die verschiedenen Möglichkeiten der Supplementierung systematisch beleuchtet. Das Wissen um diese Zusammenhänge bildet die Basis für eine effektive und individuelle Optimierung der Vitamin D3-Versorgung.

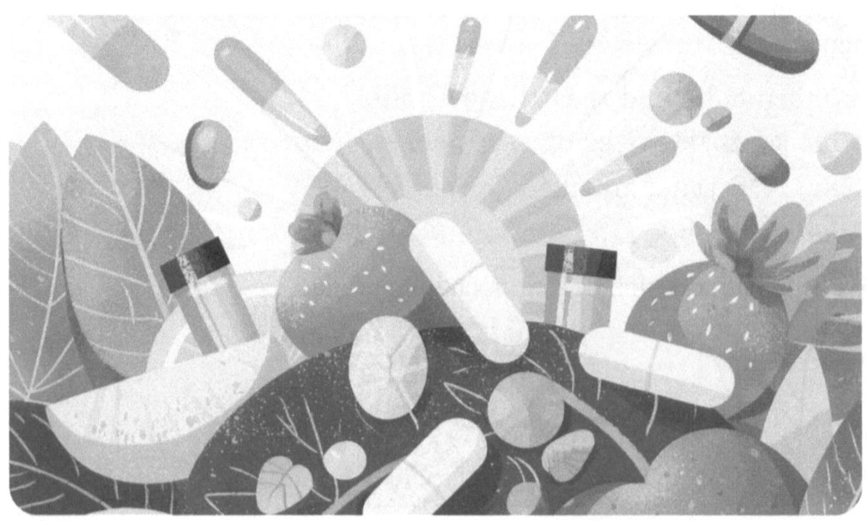

1. 1. Vitamin D3 und seine Funktionen im Körper

ie Rolle von Vitamin D3 im menschlichen Körper ist weitaus komplexer als lange Zeit angenommen. Wie schafft es ein einzelnes Vitamin, Einfluss auf so unterschiedliche Prozesse wie den Calciumstoffwechsel, die Immunabwehr und die Muskelkraft zu nehmen? Was passiert bei der Umwandlung von einem zunächst inaktiven Molekül zu einem der wichtigsten Hormone unseres Körpers? Von der Bildung in der Haut bis zur Aktivierung in verschiedenen Organen durchläuft Vitamin D3 erstaunliche Transformationen. Dabei steuert es nicht nur den Calciumhaushalt, sondern beeinflusst auch die Expression hunderter Gene. Die Entdeckung von Vitamin-D-Rezeptoren in nahezu allen Körperzellen hat unser Verständnis seiner vielfältigen Funktionen grundlegend erweitert. Die folgenden Abschnitte beleuchten die faszinierenden biochemischen Prozesse und zeigen auf, warum eine optimale Vitamin-D3-Versorgung für unsere Gesundheit so bedeutsam ist.

„Ohne Vitamin D können nur 10-15% des mit der Nahrung aufgenommenen Calciums vom Körper verwertet werden, mit ausreichend Vitamin D steigt diese Rate auf 30-40%."

1. 1. 1. Bildung von Vitamin D in der Haut

ie Bildung von Vitamin D in der Haut ist ein faszinierender biochemischer Prozess, der maßgeblich von der Sonneneinstrahlung abhängt. Wenn UVB-Strahlen auf unsere Haut treffen, wird eine komplexe Reaktionskette in Gang gesetzt [s1]. In der Epidermis, der äußersten Hautschicht, befindet sich das Molekül 7-Dehydrocholesterin (7-DHC), das durch die Einwirkung der UVB-Strahlung in Previtamin D3 umgewandelt wird [s2]. Diese initiale Umwandlung ist jedoch nur der erste Schritt. Das gebildete Previtamin D3 wird anschließend durch einen thermischen Prozess in Vitamin D3 umgewandelt [s3]. Von dort aus gelangt es in den Blutkreislauf, wo es weitere Umwandlungen durchläuft. In der Leber wird es zunächst zu 25-Hydroxyvitamin D3 (Calcidiol) hydroxyliert, der Hauptform von Vitamin D im Blut. Die finale Aktivierung erfolgt in den Nieren, wo es zu 1,25-Dihydroxyvitamin D3 (Calcitriol) umgewandelt wird - der biologisch aktivsten Form [s4]. Die Effizienz der Vitamin D-Bildung wird von verschiedenen Faktoren beeinflusst. Ein besonders wichtiger Faktor ist der geografische Standort. Menschen, die in höheren Breitengraden leben, können während der Wintermonate praktisch kein Vitamin D in ihrer Haut produzieren - ein Phänomen, das als "Vitamin D Winter" bezeichnet wird [s3]. In Deutschland beispielsweise ist die effektive Vitamin D-Synthese hauptsächlich von März bis Oktober möglich, wobei die optimale Zeit zwischen 10:00 und 16:00 Uhr liegt [s5]. Die Hautpigmentierung spielt ebenfalls eine entscheidende Rolle. Menschen mit dunklerer Haut (Hauttyp VI) benötigen etwa fünfmal länger als Menschen mit sehr heller Haut (Hauttyp I), um die gleiche Menge Vitamin D zu produzieren [s5]. Um beispielsweise 1000 IE Vitamin D zu bilden, braucht ein Mensch mit Hauttyp I etwa 5 Minuten, während jemand mit Hauttyp VI etwa 25 Minuten benötigt. Das Alter beeinflusst die Vitamin D-Bildung ebenfalls signifikant. Ältere Menschen haben oft eine verringerte Fähigkeit zur Vitamin D-Synthese, da ihre Haut weniger 7-DHC enthält [s4]. Dies macht sie besonders anfällig für einen Vitamin D-Mangel. Für die praktische Anwendung bedeutet dies: Eine moderate Sonnenexposition von 10-15 Minuten, zwei- bis dreimal pro Woche, reicht meist aus, um die Vitamin D-Produktion zu optimieren [s6]. Dabei sollte man jedoch vorsichtig sein, denn die gleichen UVB-Strahlen, die für die Vitamin D-Produktion verantwortlich sind, können auch Sonnenbrand und Hautschäden verursachen. Interessanterweise besitzen die Hautzellen (<u>Keratinozyten</u>) selbst die Fähigkeit, Vitamin D lokal zu aktivieren und zu nutzen [s4]. Dies ist wichtig für verschiedene Hautfunktionen wie Zellwachstum, Wundheilung und die Aufrechterhaltung der Hautbarriere. Für Menschen, die sich häufig in Innenräumen aufhalten oder in nördlichen Regionen leben, kann während der Wintermonate eine Vitamin D-Supplementierung sinnvoll sein [s3]. Auch Menschen mit dunklerer Haut, ältere Menschen und Personen, die aus gesundheitlichen Gründen Sonnenlicht meiden müssen, sollten ihre Vitamin D-Versorgung im Auge behalten. Die Verwendung von Sonnenschutzmitteln beeinflusst zwar theoretisch die Vitamin D-Produktion, führt aber bei normaler Anwendung nicht zu einem Mangel [s6]. Ein ausgewogener Ansatz ist hier wichtig: Nach einer kurzen, ungeschützten Sonnenexposition sollte Sonnenschutz verwendet werden, um die Haut vor Schäden zu schützen.

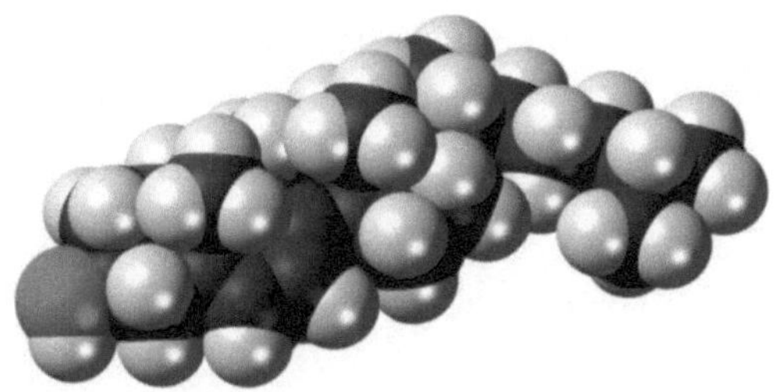

7-Dehydrocholesterin [i1]

Glossar

Calcidiol

Speicherform des Vitamin D im Körper, die zur Bestimmung des Vitamin-D-Status im Blut gemessen wird

Calcitriol

Hormonähnliche Form des Vitamin D, die direkt an Vitamin-D-Rezeptoren in verschiedenen Körperzellen andocken kann

Epidermis

Die oberste Schicht der Haut, die sich etwa alle 4 Wochen komplett erneuert und aus mehreren Zellschichten besteht

Hydroxylierung

Chemische Reaktion, bei der eine Hydroxylgruppe (OH) an ein Molekül angehängt wird, was dessen Eigenschaften verändert

Keratinozyten

Hornbildende Zellen, die etwa 90% aller Hautzellen ausmachen und für die Bildung der Hornschicht verantwortlich sind

1. 1. 2. Umwandlung in die aktive Form

Nach der Aufnahme von Vitamin D3, sei es durch Sonneneinstrahlung auf der Haut oder durch Nahrungsergänzungsmittel, beginnt im Körper ein komplexer Aktivierungsprozess. Das zunächst inaktive Vitamin D3 wird in den Fettzellen des Körpers zwischengespeichert, wo es als Reserve für Zeiten geringerer Verfügbarkeit dient [s7]. Diese Speicherung ist besonders wichtig für Menschen in nördlichen Regionen, die während der Wintermonate weniger Sonnenlicht ausgesetzt sind. Die Aktivierung erfolgt in einem präzise gesteuerten zweistufigen Prozess. In der Leber wandelt ein spezifisches Enzym das Vitamin D3 zunächst in eine Zwischenform um. Anschließend erfolgt durch ein weiteres Enzym die finale Umwandlung in die biologisch aktive Form [s8]. Diese enzymatischen Prozesse sind hocheffizient und haben sich durch evolutionäre Entwicklung optimiert [s9]. Besonders interessant ist die Regulation dieser Umwandlungsprozesse: Die Produktion des aktiven Vitamin D3 in den Nieren wird durch verschiedene Faktoren wie Parathormon, Calcium, Phosphat und FGF23 präzise gesteuert [s10]. Dies ermöglicht dem Körper, die Vitamin-D-Aktivierung an seinen aktuellen Bedarf anzupassen. Wenn Sie beispielsweise einen niedrigen Calciumspiegel haben, wird mehr aktives Vitamin D produziert, um die Calciumaufnahme im Darm zu verbessern. Die aktive Form, das 1,25-Dihydroxyvitamin D3, erfüllt im Körper vielfältige Aufgaben. Eine Hauptfunktion besteht in der Regulierung des Calciumspiegels im Blut [s11]. Dabei arbeitet es wie ein Dirigent, der verschiedene Prozesse koordiniert: Es erhöht die Calciumaufnahme im Darm und kann bei Bedarf auch Calcium aus den Knochen mobilisieren. Besonders faszinierend ist die Entdeckung, dass auch aktivierte Immunzellen (Makrophagen) in der Lage sind, Vitamin D lokal zu aktivieren [s11]. Dies erklärt die wichtige Rolle von Vitamin D für unser Immunsystem. Wenn Sie sich beispielsweise mit einer Infektion auseinandersetzen, können diese Zellen gezielt aktives Vitamin D produzieren, um die Immunantwort zu unterstützen. Die Wirkungsweise des aktiven Vitamin D3 ist komplex und basiert auf epigenetischen Mechanismen. Das Hormon bindet an seinen Rezeptor (VDR) und beeinflusst die Genexpression durch Interaktion mit verschiedenen Proteinen wie Histonacetyltransferasen [s12]. Diese molekularen Prozesse erklären, warum Vitamin D so vielfältige Wirkungen im Körper entfalten kann - von der Knochengesundheit bis zur

Immunregulation. Interessanterweise wurde auch ein alternativer Stoffwechselweg entdeckt, der zur Bildung verschiedener Hydroxymetabolite führt [s8]. Diese Metabolite können ebenfalls biologische Aktivitäten entfalten und erweitern das Spektrum der Vitamin-D-Wirkungen im Körper. Für die praktische Anwendung bedeutet dies: Eine ausreichende Vitamin-D-Versorgung ist wichtig, damit der Körper genügend Ausgangsmaterial für die Aktivierung hat. Dabei sollten Sie beachten, dass die Aktivierungsprozesse Zeit benötigen - ein Grund, warum bei Supplementierung eine regelmäßige Einnahme wichtiger ist als sporadische hohe Dosen. Auch sollten Sie berücksichtigen, dass bestimmte Erkrankungen oder Medikamente die Aktivierung beeinflussen können. In solchen Fällen ist eine Rücksprache mit dem Arzt besonders wichtig, um die optimale Dosierung zu bestimmen. Die Effizienz der Umwandlung hat sich in den letzten Jahrzehnten durch neue Erkenntnisse über beteiligte Enzyme und mikrobielle Stämme deutlich verbessert [s9]. Dies hat auch Auswirkungen auf die Entwicklung neuer Therapieansätze bei verschiedenen Erkrankungen.

Glossar

epigenetisch
Vererbbare Veränderungen der Genaktivität, die nicht auf Änderungen der DNA-Sequenz beruhen

Histonacetyltransferase
Enzyme, die chemische Markierungen an DNA-Verpackungsproteine anfügen und dadurch die Aktivität von Genen beeinflussen können

Makrophage
Fresszellen des Immunsystems, die Krankheitserreger aufnehmen und zerstören können

Parathormon
Ein von der Nebenschilddrüse produziertes Hormon, das den Calcium- und Phosphathaushalt reguliert und eng mit Vitamin D zusammenarbeitet

1. 1. 3. Regulation des Calciumstoffwechsels

ie Regulation des Calciumstoffwechsels ist ein hochkomplexes System, bei dem Vitamin D3 eine zentrale Rolle spielt. Dieser lebenswichtige Prozess sorgt dafür, dass der Calciumspiegel im Blut stets in einem sehr engen Bereich gehalten wird, was für zahlreiche Körperfunktionen essentiell ist [s13]. Ein faszinierender Aspekt ist die Effizienz der Calciumaufnahme im Darm: Ohne Vitamin D können nur 10-15% des mit der Nahrung aufgenommenen Calciums vom Körper verwertet werden. Mit ausreichend Vitamin D steigt diese Rate auf beeindruckende 30-40% [s13]. Dies verdeutlicht, wie wichtig eine ausreichende Vitamin-D-Versorgung für Menschen ist, die auf eine optimale Calciumaufnahme angewiesen sind - beispielsweise Schwangere, stillende Mütter oder Menschen mit erhöhtem Osteoporose-Risiko. Auf molekularer Ebene steuert die aktive Form des Vitamin D3 (1,25(OH)2D3) jeden einzelnen Schritt des Calciumtransports durch die Darmwand. Dies geschieht durch die Aktivierung verschiedener Proteine: Der Calciumkanal TRPV6 ermöglicht die Aufnahme in die Darmzellen, das Calcium-bindende Protein Calbindin-D9k transportiert das Calcium durch die Zelle, und die Calcium-ATPase PMCA1b sorgt für den Weitertransport ins Blut [s14]. Man kann sich diesen Prozess wie ein präzise choreographiertes Ballett vorstellen, bei dem jeder Schritt genau auf den anderen abgestimmt ist. Die Nebenschilddrüsen spielen ebenfalls eine wichtige Rolle in diesem Regulationssystem. Sie produzieren das parathormon, das wie ein Thermostat für den Calciumspiegel fungiert [s15]. Sinkt der Calciumspiegel im Blut, wird mehr Parathormon ausgeschüttet. Dies führt zu drei wichtigen Anpassungen: 1. Verstärkte Calciumfreisetzung aus den Knochen 2. Erhöhte Calciumrückresorption in den Nieren 3. Gesteigerte Vitamin-D-Aktivierung Mit zunehmendem Alter verändert sich dieses fein abgestimmte System. Die Fähigkeit zur Calciumaufnahme im Darm nimmt ab, was mit einer verringerten Expression der dafür notwendigen Proteine (TRPV6 und Calbindin-D9k) zusammenhängt [s14]. Gleichzeitig steigt die Abbaurate des aktiven Vitamin D3 durch erhöhte Aktivität des Enzyms CYP24A1 [s14]. Dies erklärt, warum ältere Menschen häufig von Calcium- und Vitamin-D-Mangel betroffen sind und entsprechend ein erhöhtes Osteoporose-Risiko haben.

Praktische Empfehlungen, die sich aus diesen Erkenntnissen ableiten lassen:
- Achten Sie besonders im Alter auf eine ausreichende Calcium- und Vitamin-D-Versorgung
- Nehmen Sie calciumreiche Mahlzeiten vorzugsweise zusammen mit Vitamin-D-haltigen Lebensmitteln ein
- Berücksichtigen Sie, dass die Calciumaufnahme im Alter nachlässt und passen Sie Ihre Ernährung entsprechend an
- Lassen Sie regelmäßig Ihre Vitamin-D- und Calciumspiegel überprüfen, besonders wenn Sie zu einer Risikogruppe gehören

Die Bedeutung dieser präzisen Regulation wird besonders deutlich, wenn man bedenkt, dass Calcium nicht nur für gesunde Knochen wichtig ist, sondern auch für die Muskelkontraktion, Nervensignalübertragung und viele andere lebenswichtige Prozesse benötigt wird [s16]. Ein gut funktionierender Calciumstoffwechsel ist damit fundamental für unsere Gesundheit.

1. 1. 4. Einfluss auf das Immunsystem

itamin D3 spielt eine zentrale und faszinierende Rolle in der Regulation unseres Immunsystems. Die Wirkungsweise ist dabei äußerst komplex und erfolgt über verschiedene Mechanismen, die erst in den letzten Jahren vollständig verstanden wurden [s17]. Ein besonders interessanter Aspekt ist die Fähigkeit von Vitamin D3, sowohl das angeborene als auch das erworbene Immunsystem zu beeinflussen. In den Immunzellen befinden sich spezielle Vitamin D-Rezeptoren (VDR) und Enzyme, die es den Zellen ermöglichen, Vitamin D direkt zu verarbeiten und zu nutzen [s17]. Dies erklärt, warum Menschen mit einem Vitamin D-Mangel häufiger an Infektionen leiden - besonders in den Wintermonaten, wenn die körpereigene Vitamin D-Produktion ohnehin reduziert ist [s18]. Die immunmodulatorische Wirkung von Vitamin D3 zeigt sich besonders eindrucksvoll in seiner Fähigkeit, etwa 900 verschiedene Gene zu regulieren [s19]. Ein praktisches Beispiel: Wenn Sie sich mit einem Krankheitserreger auseinandersetzen, unterstützt Vitamin D3 Ihre Immunabwehr, indem es die Produktion von antimikrobiellen Peptiden fördert - körpereigenen "Antibiotika", die Bakterien, Viren und Pilze bekämpfen können [s19].

Besonders bemerkenswert ist die ausgleichende Wirkung von Vitamin D3 auf das Immunsystem. Es fungiert wie ein weiser Dirigent, der ein überschießendes Immunsystem beruhigt und ein zu schwaches aktiviert [s20]. Dies geschieht unter anderem durch:
- Die Förderung von regulatorischen T-Zellen, die übermäßige Immunreaktionen dämpfen
- Die Reduzierung entzündungsfördernder Botenstoffe
- Die Steigerung entzündungshemmender Substanzen [s19]

Für Menschen mit Autoimmunerkrankungen ist besonders relevant, dass Vitamin D3 die Überreaktion des Immunsystems hemmen kann [s20]. Studien haben gezeigt, dass ein Vitamin D-Mangel das Risiko für verschiedene Autoimmunerkrankungen erhöht [s18]. Interessanterweise gibt es dabei geschlechtsspezifische Unterschiede: Bei Frauen scheint die Wirkung von Vitamin D3 durch Östrogen verstärkt zu werden [s21].

Praktische Empfehlungen für den Alltag:
- Achten Sie besonders in der dunklen Jahreszeit auf eine ausreichende Vitamin D-Versorgung
- Bei häufigen Infekten lassen Sie Ihren Vitamin D-Spiegel überprüfen
- Menschen mit Autoimmunerkrankungen sollten ihren Vitamin D-Status regelmäßig kontrollieren
- Schwangere und stillende Mütter benötigen besondere Aufmerksamkeit bezüglich ihrer Vitamin D-Versorgung

Die Wirkung von Vitamin D3 auf das Immunsystem erstreckt sich auch auf die Blut-Hirn-Schranke, wo es die Migration von Immunzellen reguliert [s22]. Dies ist besonders wichtig für neurologische Erkrankungen wie Multiple Sklerose, bei der ein Vitamin D-Mangel mit einem erhöhten Erkrankungsrisiko in Verbindung gebracht wird [s23]. Bemerkenswert ist auch die Rolle von Vitamin D3 bei der Bekämpfung von oxidativem Stress und der Verbesserung der Barrierefunktion in den Atemwegen [s19]. Dies erklärt, warum eine gute Vitamin D-Versorgung besonders wichtig für die Prävention von Atemwegsinfektionen ist.

Glossar

Antimikrobielle Peptide
Kleine Eiweißmoleküle, die wie natürliche Antibiotika wirken und
Teil der körpereigenen Abwehr sind

Blut-Hirn-Schranke
Eine natürliche Barriere zwischen Blutgefäßen und Gehirngewebe,
die schädliche Stoffe vom Gehirn fernhält

Immunmodulatorisch
Beschreibt die Fähigkeit einer Substanz, die Aktivität des
Immunsystems zu verändern - sie kann es entweder verstärken oder
abschwächen

Oxidativer Stress
Zustand, bei dem zu viele aggressive Sauerstoffverbindungen im
Körper sind, die Zellen und Gewebe schädigen können

T-Zelle
Weiße Blutkörperchen, die im Thymus heranreifen und eine zentrale
Rolle bei der gezielten Immunabwehr spielen

1. 1. 5. Rolle bei der Muskelkraft und -funktion

itamin D3 spielt eine entscheidende Rolle für die Muskelkraft und -funktion, wobei die Wirkungsweise komplex und vielschichtig ist. In den Skelettmuskeln befinden sich spezielle Vitamin D-Rezeptoren (VDR), die bei ausreichender Versorgung die Muskelleistung auf verschiedenen Ebenen optimieren [s24]. Besonders interessant ist der Einfluss auf zellulärer Ebene: Vitamin D3 aktiviert Gene, die das Muskelwachstum und die Differenzierung steuern. Dies ist vor allem bei den schnell zuckenden Muskelfasern (Typ-II-Fasern) von Bedeutung, die für explosive Kraftentwicklung verantwortlich sind [s25]. Die genomische Wirkung umfasst dabei die Förderung der Calciumverfügbarkeit in den Muskelzellen sowie die Unterstützung der Muskelzell-Differenzierung und -Proliferation [s26]. Ein faszinierender Aspekt ist die Rolle von Vitamin D3 bei der mitochondrialen Funktion. Neue Forschungen zeigen, dass ein Mangel die oxidative Kapazität der Skelettmuskeln beeinträchtigt. Die Mitochondrien, als "Kraftwerke" der Zellen, können bei unzureichender Vitamin-D-Versorgung nicht optimal arbeiten, was sich direkt auf die Energiebereitstellung und damit die Muskelkraft auswirkt [s27]. Für Sportler und aktive Menschen ist besonders relevant, dass Vitamin D3 die Erholungszeit nach dem Training verkürzen kann. Dies geschieht durch die Förderung der myogenen Differenzierung und Proliferation sowie die Herunterregulierung von Myostatin [s28]. Ein praktisches Beispiel: Athleten mit optimalen Vitamin-D-Spiegeln zeigen eine bessere Sprungkraft, maximale Sauerstoffaufnahme und Sprintfähigkeit [s24].

Die Auswirkungen eines Vitamin-D-Mangels auf die Muskulatur sind weitreichend:
- Reduzierte Muskelkraft und -leistung
- Erhöhtes Risiko für Muskelschwäche und Sarkopenie
- Verlängerte Regenerationszeiten nach Verletzungen
- Beeinträchtigte Insulinempfindlichkeit der Muskulatur [s29]

Besonders interessant sind die Ergebnisse klinischer Studien: Eine hochdosierte Vitamin-D3-Supplementierung führte innerhalb von nur 8 Tagen zu einem Anstieg der Serum-Spiegel um 34% und einer Verbesserung der Muskelkraft um 13% [s30]. Dies zeigt, wie schnell der Körper auf eine optimierte Versorgung reagieren kann.

Für die praktische Anwendung ergeben sich folgende Empfehlungen:
- Regelmäßige Überprüfung des Vitamin-D-Status, besonders bei intensiver sportlicher Aktivität
- Besondere Aufmerksamkeit in den Wintermonaten, wenn die körpereigene Produktion reduziert ist
- Anpassung der Supplementierung bei erhöhtem Bedarf (z.B. intensives Training)
- Berücksichtigung individueller Faktoren wie Hauttyp und Trainingsintensität

Die Forschung zeigt auch einen interessanten Zusammenhang zwischen Vitamin D3 und der Testosteronproduktion, was für den Muskelaufbau relevant ist [s28]. Dies erklärt, warum eine optimale Vitamin-D-Versorgung besonders für Kraftsportler wichtig sein kann. Für ältere Menschen ist die Rolle von Vitamin D3 bei der Muskelgesundheit besonders wichtig. Die Supplementierung kann hier nicht nur die Muskelkraft verbessern, sondern auch das Sturzrisiko reduzieren [s31]. Dies ist besonders relevant für die Prävention von altersbedingtem Muskelabbau und den Erhalt der Mobilität im Alter.

Glossar

Mitochondrium

Zellorganellen, die durch Verstoffwechselung von Nährstoffen Energie in Form von ATP für die Zelle bereitstellen. Ein einzelnes Muskelgewebe kann tausende davon enthalten.

myogene Differenzierung

Entwicklungsprozess, bei dem sich unreife Muskelvorläuferzellen zu funktionsfähigen Muskelzellen entwickeln. Wichtig für Muskelwachstum und Regeneration.

Myostatin

Ein Protein, das das Muskelwachstum natürlich begrenzt. Seine Hemmung kann zu verstärktem Muskelaufbau führen.

Sarkopenie

Eine altersbedingte Erkrankung, die durch fortschreitenden Verlust von Muskelmasse, Muskelkraft und Muskelfunktion gekennzeichnet ist. Betrifft hauptsächlich Menschen über 60 Jahre.

Zusammenfassung - 1. 1. Vitamin D3 und seine Funktionen im Körper

- Die UVB-Strahlung wandelt 7-Dehydrocholesterin in der Epidermis zu Previtamin D3 um
- Menschen mit Hauttyp VI benötigen etwa fünfmal länger als Hauttyp I für die gleiche Vitamin-D-Produktion
- Keratinozyten können Vitamin D lokal aktivieren und für Hautfunktionen nutzen
- Die enzymatische Aktivierung erfolgt in einem präzise gesteuerten zweistufigen Prozess
- Aktivierte Makrophagen können Vitamin D lokal für Immunfunktionen aktivieren
- Vitamin D wirkt über epigenetische Mechanismen durch Interaktion mit Histonacetyltransferasen
- Ohne Vitamin D können nur 10-15% des Nahrungscalciums verwertet werden, mit Vitamin D steigt die Rate auf 30-40%
- Der Calciumtransport erfolgt über TRPV6-Kanäle, Calbindin-D9k und PMCA1b-Pumpen
- Mit dem Alter steigt die Abbaurate des aktiven Vitamin D3 durch erhöhte CYP24A1-Aktivität
- Vitamin D3 reguliert etwa 900 verschiedene Gene im Immunsystem
- Vitamin D3 fördert die Produktion körpereigener antimikrobieller Peptide
- Östrogen verstärkt die immunologische Wirkung von Vitamin D3 bei Frauen
- Vitamin D3 reguliert die Migration von Immunzellen an der Blut-Hirn-Schranke
- In den Skelettmuskeln aktiviert Vitamin D3 Gene für Wachstum und Differenzierung, besonders in Typ-II-Fasern
- Eine hochdosierte Supplementierung führte in 8 Tagen zu 34% höheren Serumspiegeln und 13% mehr Muskelkraft

1. 2. Vitamin D-Mangel und seine Folgen

ie Bedeutung von Vitamin D für die menschliche Gesundheit geht weit über den Knochenstoffwechsel hinaus. Doch wie entsteht eigentlich ein Vitamin D-Mangel und welche Konsequenzen hat er für unseren Organismus? Während über eine Milliarde Menschen weltweit von einem Vitamin D-Mangel betroffen sind, bleiben die Symptome häufig lange unerkannt. Besonders in Europa, wo etwa 40% der Bevölkerung unzureichende Vitamin D-Spiegel aufweisen, stellt sich die Frage nach den Ursachen und gesundheitlichen Folgen. Von der Knochengesundheit über das Immunsystem bis hin zur psychischen Verfassung – die Auswirkungen eines Vitamin D-Mangels können jeden Aspekt unserer Gesundheit beeinflussen. Die wissenschaftliche Forschung der letzten Jahre hat dabei überraschende Zusammenhänge aufgedeckt, die unser Verständnis von der Rolle dieses essentiellen Vitamins grundlegend erweitert haben.

„Weltweit sind über eine Milliarde Menschen von einem Vitamin D-Mangel betroffen, wobei die Prävalenz in Europa mit etwa 40% besonders hoch ist.“

1. 2. 1. Risikofaktoren für Vitamin D-Mangel

Ein Vitamin D-Mangel kann durch verschiedene Risikofaktoren begünstigt werden, die sowohl lifestyle-bedingt als auch genetisch oder krankheitsbedingt sein können. Weltweit sind über eine Milliarde Menschen von einem Vitamin D-Mangel betroffen [s32], wobei die Prävalenz in Europa mit etwa 40% besonders hoch ist [s33]. Einer der Hauptrisikofaktoren ist die unzureichende Sonnenlichtexposition [s34]. Menschen, die sich wenig im Freien aufhalten, etwa durch überwiegend sitzende Bürotätigkeiten, sind besonders gefährdet. Ein praktischer Tipp wäre hier, täglich mindestens 15-20 Minuten Spaziergang in der Mittagszeit einzuplanen, idealerweise mit unbedeckten Unterarmen und Gesicht. Die geografische Lage spielt ebenfalls eine wichtige Rolle [s35]. In höheren Breitengraden, wie in Nord- und Mitteleuropa, ist die UVB-Strahlung besonders in den Wintermonaten oft nicht ausreichend für eine adequate Vitamin D-Bildung. Menschen in diesen Regionen sollten verstärkt auf vitamin-D-reiche Ernährung achten und gegebenenfalls Supplementierung in Erwägung ziehen [s36]. Hautpigmentierung ist ein weiterer bedeutender Faktor [s37]. Menschen mit dunkler Haut benötigen eine längere Sonnenlichtexposition, um die gleiche Menge Vitamin D zu produzieren wie Menschen mit hellerer Haut. Studien zeigen, dass nicht-weiße Individuen höhere Raten von Vitamin D-Mangel aufweisen als europäische Kaukasier [s33]. Bestimmte Lebensphasen und -umstände erhöhen das Risiko eines Mangels deutlich. Stillende Säuglinge sind besonders gefährdet, da Muttermilch allein nicht ausreichend Vitamin D enthält [s37]. Hier ist eine ärztlich überwachte Supplementierung oft notwendig. Auch ältere Menschen haben ein erhöhtes Risiko, da ihre Haut weniger effizient Vitamin D produziert und die Nierenfunktion zur Aktivierung des Vitamins nachlässt [s37]. Verschiedene Erkrankungen können ebenfalls zu einem Vitamin D-Mangel führen. Bei chronischen Nieren- oder Lebererkrankungen ist die Umwandlung von Vitamin D in seine aktive Form beeinträchtigt [s34]. Die Prävalenz bei Dialysepatienten liegt zwischen 85 und 99% [s33]. Auch Menschen mit entzündlichen Darmerkrankungen, Zöliakie oder nach bariatrischer Chirurgie haben ein erhöhtes Risiko aufgrund der eingeschränkten Aufnahmekapazität [s34]. Adipositas stellt einen weiteren wichtigen Risikofaktor dar [s37]. Das Körperfett bindet Vitamin D und verhindert dessen Aufnahme ins Blut. Menschen mit Übergewicht sollten daher besonders auf ihre Vitamin D-

Versorgung achten und gegebenenfalls mit ihrem Arzt über eine angepasste Supplementierung sprechen. Auch bestimmte Medikamente können den Vitamin D-Stoffwechsel beeinflussen [s37]. Dazu gehören einige Cholesterinsenker, Antiepileptika, Steroide und Medikamente zur Gewichtsreduktion. Patienten, die diese Medikamente einnehmen, sollten ihre Vitamin D-Spiegel regelmäßig überprüfen lassen. Kulturelle und lifestyle-bedingte Faktoren spielen ebenfalls eine Rolle. Menschen, die aus religiösen oder kulturellen Gründen ihre Haut weitgehend bedecken, sowie Personen, die konsequent Sonnenschutzmittel verwenden, haben ein erhöhtes Risiko für einen Vitamin D-Mangel [s35]. Hier könnte eine ausgewogene Balance zwischen Sonnenschutz und kontrollierter Sonnenexposition, beispielsweise durch kurze morgendliche oder spätnachmittägliche Spaziergänge, hilfreich sein. Die Konsequenzen eines Vitamin D-Mangels sind weitreichend und können verschiedene Gesundheitsprobleme verursachen, von Schwangerschaftskomplikationen über Autoimmunerkrankungen bis hin zu einem erhöhten Risiko für Herz-Kreislauf-Erkrankungen und bestimmte Krebsarten [s32]. Bei Vorliegen von Risikofaktoren ist daher eine regelmäßige Überprüfung der Vitamin D-Spiegel und gegebenenfalls eine gezielte Supplementierung unter ärztlicher Aufsicht ratsam.

Glossar

Adipositas

Medizinischer Fachbegriff für starkes Übergewicht, bei dem der Körperfettanteil krankhaft erhöht ist und gesundheitliche Risiken entstehen

bariatrische Chirurgie

Operativer Eingriff zur Gewichtsreduktion durch Verkleinerung des Magens oder Umleitung des Verdauungstrakts, meist bei krankhaftem Übergewicht angewendet

Prävalenz

Bezeichnet die Häufigkeit einer Krankheit oder eines Zustands in einer bestimmten Bevölkerungsgruppe zu einem bestimmten Zeitpunkt, ausgedrückt als Anteil der Betroffenen an der Gesamtpopulation

Zöliakie

Erbliche Autoimmunerkrankung, bei der das Immunsystem auf Gluten reagiert und die Dünndarmschleimhaut schädigt, was zu Nährstoffmangel führen kann

1. 2. 2. Symptome eines Vitamin D-Mangels

Ein Vitamin D-Mangel kann sich durch vielfältige Symptome bemerkbar machen, wobei interessanterweise die Mehrheit der Betroffenen zunächst keine offensichtlichen Beschwerden zeigt [s38]. Diese Tatsache macht die Früherkennung besonders schwierig und unterstreicht die Bedeutung regelmäßiger Vorsorgeuntersuchungen, besonders für Menschen mit bekannten Risikofaktoren. Zu den charakteristischen Symptomen gehören vor allem Beschwerden am Bewegungsapparat. Wissenschaftliche Studien belegen einen deutlichen Zusammenhang zwischen niedrigen Vitamin D-Spiegeln und ungünstigen Auswirkungen auf die Knochengesundheit [s39]. Dies äußert sich häufig durch diffuse Knochenschmerzen, die von Betroffenen oft als dumpf und tiefgehend beschrieben werden. Besonders morgens nach dem Aufstehen oder bei längerer körperlicher Belastung können diese Schmerzen verstärkt auftreten. Ein praktischer Tipp für den Alltag ist hier, auf erste Warnsignale wie wiederkehrende Muskel- und Gelenkschmerzen zu achten und diese nicht als normale Alterserscheinungen abzutun. Die Knochensubstanz kann bei länger bestehendem Mangel zunehmend abgebaut werden, was das Risiko für Frakturen deutlich erhöht [s40]. Dies ist besonders bei älteren Menschen problematisch, bei denen bereits eine erhöhte Sturzneigung bestehen kann. Präventiv sollten daher sturzgefährdete Personen ihre Wohnumgebung entsprechend anpassen, beispielsweise durch die Installation von Haltegriffen im Bad oder die Entfernung von Stolperfallen wie losen Teppichen. Ein weiteres häufiges Symptom ist eine ausgeprägte Muskelschwäche, die sich besonders beim Treppensteigen oder beim Aufstehen aus der Hocke bemerkbar macht. Betroffene berichten oft von einer erhöhten Ermüdbarkeit bei alltäglichen Aktivitäten. Um diesem entgegenzuwirken, kann ein sanftes aber regelmäßiges Krafttraining hilfreich sein - jedoch sollte vor Beginn eines Trainingsprogramms der Vitamin D-Status überprüft werden. Besonders besorgniserregend ist die Erkenntnis, dass ein schwerer Vitamin D-Mangel das Risiko für übermäßige Sterblichkeit und Infektionen drastisch erhöht [s40]. Dies zeigt sich besonders deutlich bei kritisch kranken Patienten, bei denen niedrige Vitamin D-Spiegel mit einer höheren Krankheitsschwere und Sterblichkeit korrelieren [s39]. Interessant ist auch der Zusammenhang bei Frauen mit hypermobilen Erkrankungen, die ein erhöhtes Risiko für bestimmte gynäkologische Beschwerden aufweisen können [s41]. Dies unterstreicht die

Komplexität der Auswirkungen eines Vitamin D-Mangels auf verschiedene Körpersysteme. Die Symptome können sich auch auf der psychischen Ebene manifestieren. Viele Betroffene berichten von Stimmungsschwankungen und depressiven Verstimmungen, besonders während der dunklen Jahreszeit. Ein regelmäßiger Tagesrhythmus mit ausreichend Aufenthalt im Freien kann hier bereits positive Effekte zeigen. Aufgrund der oft unspezifischen Symptomatik ist es wichtig, bei anhaltenden Beschwerden wie chronischer Müdigkeit, Muskelschmerzen oder wiederkehrenden Infekten an einen möglichen Vitamin D-Mangel zu denken und diesen durch eine Blutuntersuchung abklären zu lassen. Ein frühzeitiges Erkennen und Behandeln kann dabei helfen, schwerwiegende Folgeerkrankungen zu vermeiden. Für die Selbstbeobachtung ist es hilfreich, ein Symptomtagebuch zu führen, in dem Beschwerden, deren Intensität und mögliche auslösende Faktoren dokumentiert werden. Diese Aufzeichnungen können dem behandelnden Arzt wertvolle Hinweise für die Diagnosestellung liefern.

Glossar

hypermobil
Bezeichnet eine übermäßige Beweglichkeit der Gelenke, die über das normale Maß hinausgeht. Kann angeboren sein oder durch bestimmte Erkrankungen des Bindegewebes entstehen.

1. 2. 3. Zusammenhang mit Autoimmunerkrankungen

Ein Vitamin D-Mangel steht in einem engen Zusammenhang mit der Entwicklung und dem Verlauf verschiedener Autoimmunerkrankungen [s42]. Die wissenschaftliche Forschung der letzten Jahre hat gezeigt, dass Vitamin D nicht nur für den Knochenstoffwechsel wichtig ist, sondern auch eine zentrale Rolle bei der Regulierung des Immunsystems spielt [s43]. Besonders interessant ist die geschlechtsspezifische Komponente: Bei Frauen scheint der Zusammenhang zwischen Vitamin D-Mangel und Autoimmunerkrankungen besonders ausgeprägt zu sein. Dies liegt unter anderem daran, dass Östrogen die Wirkung von Vitamin D verstärkt und zu einer stärkeren entzündungshemmenden Reaktion führt [s44]. Diese Erkenntnis ist besonders relevant, da viele Autoimmunerkrankungen häufiger bei Frauen auftreten. Konkrete Beispiele für den Zusammenhang zwischen Vitamin D und Autoimmunerkrankungen finden sich bei verschiedenen Krankheitsbildern: Bei Multipler Sklerose (MS) zeigt sich, dass ein Vitamin D-Mangel in der Kindheit als bedeutender Risikofaktor gilt [s45]. Für Eltern ist es daher ratsam, besonders in den ersten Lebensjahren auf eine ausreichende Vitamin D-Versorgung ihrer Kinder zu achten. Dies kann durch regelmäßige Aufenthalte im Freien und eine ausgewogene Ernährung unterstützt werden. Bei Typ-1-Diabetes liefert eine finnische Kohortenstudie beeindruckende Ergebnisse: Kinder, die regelmäßig Vitamin D supplementierten, entwickelten zu 80% seltener Typ-1-Diabetes [s45]. Dies unterstreicht die Bedeutung einer ausreichenden Vitamin D-Versorgung in der frühen Lebensphase. Auch bei rheumatoider Arthritis spielt Vitamin D eine wichtige Rolle. Studien belegen, dass niedrige Vitamin D-Spiegel mit einer erhöhten Krankheitsaktivität korrelieren [s46]. Betroffene sollten daher ihren Vitamin D-Status regelmäßig überprüfen lassen und gegebenenfalls unter ärztlicher Aufsicht supplementieren. Die immunmodulatorischen Eigenschaften von Vitamin D sind dabei von besonderem Interesse [s42]. Das Vitamin kann die Entwicklung von Autoimmunität hemmen und die Expression bestimmter Rezeptoren beeinflussen [s43]. Bei autistischen Kindern wurden beispielsweise signifikante negative Korrelationen zwischen Vitamin D-Spiegeln und Autoantikörpern gefunden [s47]. Für Schwangere ist die Vitamin D-Versorgung besonders wichtig, da eine ausreichende Zufuhr während der Schwangerschaft das Risiko für Asthma und andere allergische Erkrankungen beim Kind reduzieren kann [s45]. Werdende

Mütter sollten daher ihren Vitamin D-Status während der Schwangerschaft engmaschig überwachen lassen. Die therapeutischen Möglichkeiten durch Vitamin D-Supplementierung sind vielversprechend, wenn auch die Studienlage teilweise noch uneinheitlich ist [s48]. Wichtig ist ein individualisierter Ansatz unter Berücksichtigung des persönlichen Risikoprofils und der spezifischen Autoimmunerkrankung.

Praktische Empfehlungen für Betroffene:
- Regelmäßige Kontrolle des Vitamin D-Spiegels, besonders bei diagnostizierter Autoimmunerkrankung
- Dokumentation der Krankheitsaktivität in Relation zum Vitamin D-Status
- Anpassung der Lebensgewohnheiten mit ausreichend Sonnenlichtexposition
- Ausgewogene Ernährung mit vitamin D-reichen Lebensmitteln
- Gegebenenfalls gezielte Supplementierung unter ärztlicher Aufsicht

Die Aufrechterhaltung ausreichender Vitamin D-Spiegel sollte als präventive Maßnahme gegen Autoimmunerkrankungen verstanden werden [s49]. Dabei ist zu beachten, dass die genetische Variation des Vitamin D-Rezeptors die individuelle Anfälligkeit für bestimmte Erkrankungen beeinflussen kann [s45].

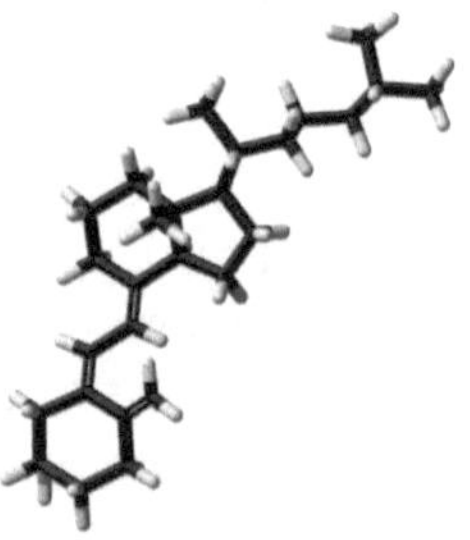

Vitamin D [i2]

Glossar

Autoantikörper

Antikörper, die vom Immunsystem fälschlicherweise gegen
körpereigene Strukturen gebildet werden und zu Gewebeschäden
führen können.

immunmodulatorisch

Beschreibt die Fähigkeit einer Substanz, die Aktivität des
Immunsystems zu beeinflussen, entweder durch Verstärkung oder
Abschwächung der Immunantwort.

Kohortenstudie

Eine Form der wissenschaftlichen Langzeitbeobachtung, bei der
eine bestimmte Gruppe von Menschen über einen längeren
Zeitraum untersucht wird, um bestimmte Entwicklungen oder
Zusammenhänge zu erforschen.

1. 2. 4. Einfluss auf die psychische Gesundheit

er Einfluss von Vitamin D auf die psychische Gesundheit ist ein zunehmend wichtiger Forschungsbereich, der in den letzten Jahren verstärkt Aufmerksamkeit erhalten hat. Wissenschaftliche Studien zeigen einen deutlichen Zusammenhang zwischen Vitamin D-Mangel und verschiedenen psychischen Erkrankungen, insbesondere Depressionen und Angstzuständen [s50]. Besonders bemerkenswert ist die hohe praevalenz psychischer Beschwerden bei Menschen mit Vitamin D-Mangel. Eine Studie an Universitätsstudenten ergab, dass von denjenigen mit einem Vitamin D-Mangel über 60% an Depressionen und etwa 66% an Angstzuständen litten [s50]. Diese Zahlen waren signifikant höher als in der Kontrollgruppe mit normalen Vitamin D-Werten. Die biologische Grundlage für diesen Zusammenhang liegt in der wichtigen Rolle, die Vitamin D im Gehirn spielt. Das Vitamin kann die bluthirnschranke überwinden und ist in Gehirnregionen präsent, die mit der Entstehung von Depressionen in Verbindung gebracht werden [s51] [s52]. Besonders interessant ist die Fähigkeit von Vitamin D, <u>neurotrophe Faktoren</u> zu regulieren, die für das Überleben und die Funktion von Neuronen essentiell sind [s52]. Bei jungen Männern wurde ein besonders deutlicher Zusammenhang nachgewiesen: Eine Erhöhung der Vitamin D-Konzentration um nur 10 nmol/L führte zu einer Reduktion der Depressionswerte um 8% [s53]. Dies unterstreicht die Bedeutung einer ausreichenden Vitamin D-Versorgung gerade in jungen Jahren. Ein praktischer Tipp für Studenten und junge Berufstätige wäre, regelmäßige Pausen im Freien einzulegen, idealerweise kombiniert mit leichter körperlicher Aktivität. Besonders relevant ist der Zusammenhang bei Menschen mit chronischen Erkrankungen. Bei Diabetikern beispielsweise konnte gezeigt werden, dass eine Vitamin D-Supplementierung positive Effekte auf die psychische Gesundheit hat [s54]. Betroffene sollten daher in Absprache mit ihrem Arzt ihren Vitamin D-Status regelmäßig überprüfen lassen. Interessanterweise zeigt sich auch eine Verbindung zwischen Vitamin D-Mangel und der Intensität von chronischen Schmerzen, was wiederum Auswirkungen auf die psychische Gesundheit hat [s55]. Menschen mit chronischen Schmerzerkrankungen berichten häufig über verstärkte depressive Symptome bei niedrigen Vitamin D-Spiegeln.

Die <u>antioxidativen</u> Eigenschaften von Vitamin D spielen ebenfalls eine wichtige Rolle bei der Gehirngesundheit [s52]. Für Menschen mit erhöhtem Risiko für psychische Erkrankungen könnte daher eine präventive Vitamin D-Bestimmung sinnvoll sein. Ein praktischer Ansatz wäre die Integration von "Vitamin D-Routinen" in den Alltag, wie beispielsweise:
- Regelmäßige Spaziergänge in der Mittagszeit
- Arbeitsplatzgestaltung nahe am Fenster
- Bewusste Planung von Outdoor-Aktivitäten
- Ausgewogene Ernährung mit vitamin D-reichen Lebensmitteln

Für die klinische Praxis bedeutet dies, dass ein Vitamin D-Screening bei der Diagnose und Behandlungsplanung von Stimmungserkrankungen berücksichtigt werden sollte [s52]. Während die Studienlage zur therapeutischen Wirksamkeit von Vitamin D-Supplementierung bei bereits bestehenden psychischen Erkrankungen noch nicht eindeutig ist, sprechen die verfügbaren Daten für einen präventiven Ansatz. Für Betroffene ist es wichtig zu verstehen, dass die Behandlung eines Vitamin D-Mangels allein keine psychische Erkrankung heilt, aber als unterstützende Maßnahme im Rahmen eines ganzheitlichen Behandlungskonzepts sinnvoll sein kann. Die Supplementierung sollte dabei immer in Absprache mit dem behandelnden Arzt erfolgen und regelmäßig überprüft werden.

Glossar

antioxidativ
Eigenschaft einer Substanz, die schädliche freie Radikale im Körper neutralisiert und dadurch Zellschäden vorbeugt

neurotropher Faktor
Proteine, die das Wachstum und Überleben von Nervenzellen fördern und bei der Entwicklung des Nervensystems eine wichtige Rolle spielen

Zusammenfassung - 1. 2. Vitamin D-Mangel und seine Folgen

- Über eine Milliarde Menschen weltweit sind von Vitamin D-Mangel betroffen, in Europa liegt die Prävalenz bei etwa 40%.
- Bei Dialysepatienten liegt die Prävalenz eines Vitamin D-Mangels zwischen 85-99%.
- Menschen mit dunkler Haut benötigen eine längere Sonnenlichtexposition für die gleiche Vitamin D-Produktion.
- Adipositas ist ein wichtiger Risikofaktor, da Körperfett Vitamin D bindet und dessen Aufnahme ins Blut verhindert.
- Cholesterinsenker, Antiepileptika und Steroide können den Vitamin D-Stoffwechsel negativ beeinflussen.
- Die Mehrheit der Betroffenen zeigt zunächst keine offensichtlichen Beschwerden.
- Eine finnische Kohortenstudie zeigte, dass Kinder mit regelmäßiger Vitamin D-Supplementierung zu 80% seltener Typ-1-Diabetes entwickelten.
- Bei autistischen Kindern wurden signifikante negative Korrelationen zwischen Vitamin D-Spiegeln und Autoantikörpern gefunden.
- Östrogen verstärkt die Wirkung von Vitamin D und führt zu einer stärkeren entzündungshemmenden Reaktion.
- Bei jungen Männern führte eine Erhöhung der Vitamin D-Konzentration um 10 nmol/L zu einer Reduktion der Depressionswerte um 8%.
- 60% der Universitätsstudenten mit Vitamin D-Mangel litten an Depressionen und 66% an Angstzuständen.
- Vitamin D kann die Blut-Hirn-Schranke überwinden und reguliert neurotrophe Faktoren, die für das Überleben von Neuronen essentiell sind.

1. 3. Quellen für Vitamin D3

ie Versorgung mit Vitamin D3 ist ein komplexes Zusammenspiel verschiedener Quellen. Während unser Körper dieses wichtige Vitamin hauptsächlich durch Sonnenlicht produziert, stellt sich die Frage, welche weiteren Möglichkeiten es gibt, den Bedarf zu decken. Wie effektiv sind natürliche Lebensmittel als Vitamin-D-Quelle? Welche Rolle spielen angereicherte Produkte bei der Versorgung? Und welche Unterschiede bestehen zwischen verschiedenen Supplementierungsformen? Die Wahl der richtigen Vitamin-D-Quelle hängt von individuellen Faktoren wie Lebensstil, Ernährungsgewohnheiten und gesundheitlichen Voraussetzungen ab. Ein fundiertes Verständnis der verschiedenen Bezugsquellen ermöglicht es, die persönliche Vitamin-D-Versorgung optimal zu gestalten.

„Fette Fische wie Lachs, Makrele, Hering und Sardinen stellen die bedeutendste natürliche Quelle für Vitamin D dar."

1. 3. 1. Natürliche Sonnenlichtexposition

ie natürliche Sonnenlichtexposition ist der wichtigste Weg für den menschlichen Körper, Vitamin D3 zu produzieren. Dieser Prozess beginnt, wenn UVB-Strahlen der Sonne auf unsere Haut treffen und dort mit dem vorhandenen 7-Dehydrocholesterin reagieren [s56]. Dabei wird zunächst Vor-Vitamin D3 gebildet, das sich anschließend in Vitamin D3 umwandelt und über mehrere Tage in den Blutkreislauf gelangt [s57]. Die Effizienz dieser körpereigenen Vitamin D3-Produktion wird von zahlreichen Faktoren beeinflusst. Besonders relevant sind dabei der Breitengrad des Aufenthaltsorts, die Jahreszeit, die Tageszeit sowie individuelle Faktoren wie Alter und Hautpigmentierung [s58]. Menschen mit dunkler Haut benötigen beispielsweise bis zu zehnmal länger, um die gleiche Menge Vitamin D3 zu produzieren wie Menschen mit heller Haut [s56]. Dies sollte bei der individuellen Planung der Sonnenlichtexposition berücksichtigt werden. In den gemäßigten Breiten ist die körpereigene Vitamin D3-Produktion besonders saisonal geprägt. Von Ende März bis Ende September können die meisten Menschen ihren gesamten Vitamin D-Bedarf durch Sonnenlicht decken [s59]. In den Wintermonaten von Oktober bis Anfang März ist die UVB-Strahlung hingegen meist zu schwach für eine ausreichende Produktion [s59]. Für diese Zeit empfiehlt sich eine ergänzende Vitamin D-Versorgung über die Ernährung oder Nahrungsergänzungsmittel. Für eine optimale Vitamin D3-Produktion sollte man sich vorzugsweise zwischen 10 und 15 Uhr im Freien aufhalten [s58]. Eine sensible Sonnenexposition von 5-30 Minuten zweimal pro Woche, bei der Arme und Beine unbedeckt sind, kann bereits ausreichen, um den Grundbedarf zu decken [s56]. Ein praktischer Tipp ist es, die Mittagspause für einen kurzen Spaziergang zu nutzen, bei dem Unterarme und Gesicht der Sonne ausgesetzt werden. Interessanterweise bleibt das durch Sonnenlicht produzierte Vitamin D länger im Körper aktiv als das aus Nahrungsergänzungsmitteln aufgenommene [s60]. Der Körper verfügt dabei über effektive Kontrollmechanismen, die sicherstellen, dass nur die benötigte Menge Vitamin D produziert wird [s57]. Eine leichte Hautrötung innerhalb von 24 Stunden nach der Sonnenexposition kann bereits die Produktion von 15.000-20.000 IU Vitamin D stimulieren [s57]. Bei der Sonnenexposition sollte jedoch auch der Hautschutz nicht vernachlässigt werden. Während Sonnenschutzmittel die UVB-Absorption und damit die Vitamin D-Synthese zwar reduzieren [s56], zeigen Studien, dass die tägliche

Anwendung nicht zwangsläufig zu einem Vitamin D-Mangel führt [s61]. Selbst mit Sonnenschutz erreichen noch genügend UV-Strahlen die Haut, um eine gewisse Vitamin D-Produktion zu gewährleisten. Für Menschen, die sich wenig im Freien aufhalten können oder besondere Risikofaktoren aufweisen, könnte die Verwendung von speziellen UVB-LED-Technologien eine Alternative darstellen. Diese emittieren UVB-Licht mit einer spezifischen Wellenlänge, die etwa 3,5-mal effektiver bei der Vitamin D-Produktion ist als bei der Verursachung von Sonnenbrand [s60]. Solche Systeme können die UVB-Dosis basierend auf individuellen Faktoren wie Hauttyp und lokalem Sonnenlichtangebot personalisiert dosieren. Bemerkenswert ist, dass etwa 77% der globalen Bevölkerung niedrige Vitamin D-Werte aufweisen [s57]. Dies unterstreicht die Bedeutung einer bewussten und regelmäßigen Sonnenexposition im Rahmen eines gesunden Lebensstils. Ein praktischer Ansatz ist es, tägliche Aktivitäten wie das Telefonieren oder kurze Besprechungen wenn möglich nach draußen zu verlegen, um die natürliche Vitamin D-Produktion zu unterstützen.

Glossar

UVB-Strahlen

Ultraviolette Strahlen vom Typ B mit einer Wellenlänge zwischen 280 und 315 Nanometern, die etwa 5% der UV-Strahlung ausmachen, die die Erdoberfläche erreicht

1. 3. 2. Vitamin D-reiche Lebensmittel

Die Aufnahme von Vitamin D über die Ernährung spielt eine wichtige Rolle in der Gesamtversorgung, besonders in den sonnenarmen Wintermonaten. Allerdings ist die Anzahl natürlicher Lebensmittel, die nennenswerte Mengen an Vitamin D enthalten, begrenzt [s62]. Fette Fische stellen dabei die bedeutendste natürliche Quelle dar, wobei besonders Lachs, Makrele, Hering und Sardinen hervorzuheben sind [s62] [s63]. Um die Vitamin D-Aufnahme über Fisch zu optimieren, empfiehlt es sich, mindestens zweimal pro Woche eine Portion fetten Seefisch in den Speiseplan zu integrieren. Ein praktischer Tipp ist die Zubereitung von selbstgemachten Fischaufstrichen, etwa aus Makrele oder Sardinen, die sich hervorragend als Brotbelag für zwischendurch eignen und gleichzeitig eine gute Vitamin D-Quelle darstellen. Auch Eigelb trägt zur Vitamin D-Versorgung bei [s62]. Allerdings müsste man unrealistisch große Mengen an Eiern verzehren, um den Tagesbedarf allein darüber zu decken. Dennoch können Eier als Teil einer ausgewogenen Ernährung zur Gesamtversorgung beitragen. Ein kreatives Frühstück mit pochiertem Ei auf Vollkornbrot oder ein selbstgemachtes Rührei mit frischen Kräutern sind schmackhafte Möglichkeiten, Vitamin D über Eigelb aufzunehmen. Leber enthält ebenfalls Vitamin D [s62], wobei Schwangere auf den Verzehr verzichten sollten, da der hohe Vitamin A-Gehalt dem ungeborenen Kind schaden könnte. Für alle anderen kann Leber gelegentlich als Vitamin D-Quelle dienen, etwa in Form von traditionellen Gerichten wie Leberwurst oder gebratener Leber mit Zwiebeln. Da natürliche Lebensmittel allein oft nicht ausreichen, um den Vitamin D-Bedarf zu decken, spielen angereicherte Produkte eine wichtige Rolle. Besonders bei Milch zeigt sich dies deutlich: Natürliche Milch ist von Natur aus keine gute Vitamin D-Quelle [s64], weshalb in vielen Ländern eine Anreicherung vorgenommen wird. Auch bestimmte Fettaufstriche und Frühstückscerealien werden mit Vitamin D angereichert [s62] [s63].

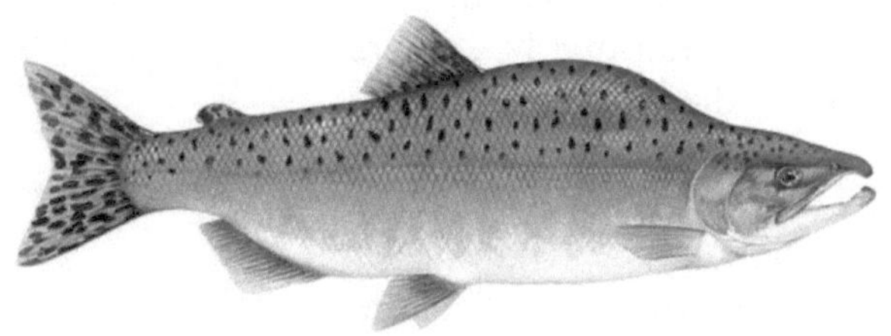

Lachs [i3]

Ein praktischer Ansatz für den Alltag ist die bewusste Kombination verschiedener Vitamin D-Quellen. So könnte ein vitamin D-optimiertes Frühstück beispielsweise aus einem angereicherten Müsli mit angereicherter Milch bestehen, ergänzt durch ein Ei und einen vitamin D-angereicherten Brotaufstrich. Für das Mittagessen bietet sich ein Fischgericht an, etwa gegrillter Lachs mit Gemüse. Beim Einkauf lohnt es sich, gezielt nach angereicherten Produkten zu suchen und die Nährwertangaben zu vergleichen. Dabei sollte man beachten, dass die Bioverfügbarkeit von Vitamin D durch die

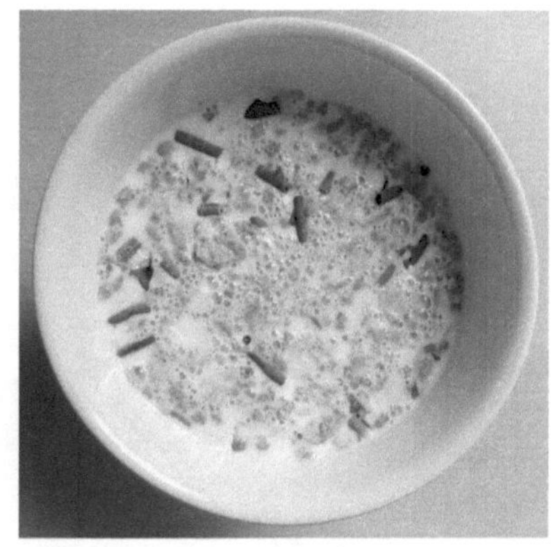

Müsli [i4]

gleichzeitige Aufnahme gesunder Fette verbessert werden kann. Ein Trick ist es, vitamin D-reiche Lebensmittel mit hochwertigen Ölen zu kombinieren [s65]. Die Zubereitung spielt ebenfalls eine wichtige Rolle: Vitamin D ist relativ hitzestabil, dennoch sollten vitamin D-reiche Lebensmittel schonend zubereitet werden. Beim Fisch empfiehlt sich beispielsweise das Dämpfen oder kurze Braten bei mittlerer Hitze, um die wertvollen Nährstoffe bestmöglich zu erhalten.

Für Menschen, die sich vegetarisch oder vegan ernähren, ist die Vitamin D-Versorgung über die Ernährung besonders herausfordernd, da die reichhaltigsten natürlichen Quellen tierischen Ursprungs sind. Hier gewinnen angereicherte Produkte und alternative Strategien wie vitamin D-angereicherte Pflanzendrinks besondere Bedeutung.

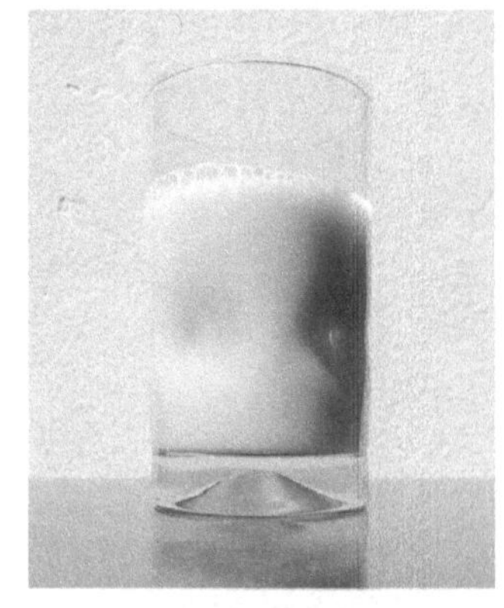

Pflanzendrink [i5]

1. 3. 3. Angereicherte Nahrungsmittel

ie systematische Anreicherung von Lebensmitteln mit Vitamin D hat eine lange Geschichte, die bis in die 1930er Jahre zurückreicht. Damals wurde diese Maßnahme erstmals eingeführt, um der weit verbreiteten Rachitis entgegenzuwirken [s66]. Seither hat sich die Anreicherung von Lebensmitteln als wichtige Strategie zur Verbesserung der Vitamin-D-Versorgung in der Bevölkerung etabliert. Die Wirksamkeit dieser Maßnahme wurde in verschiedenen Studien nachgewiesen. So zeigte sich beispielsweise in einer Untersuchung, dass Menschen, die regelmäßig mit Vitamin D3 angereicherte Lebensmittel konsumierten, auch in den Wintermonaten stabile Vitamin-D-Spiegel aufrechterhalten konnten, während in der Kontrollgruppe ein saisonaler Rückgang zu beobachten war [s67]. Dies unterstreicht die bedeutende Rolle angereicherter Lebensmittel besonders in sonnenarmen Zeiten. Interessanterweise gibt es deutliche internationale Unterschiede bei der Anreicherungspraxis. Während beispielsweise in Großbritannien Kuhmilch standardmäßig nicht mit Vitamin D angereichert wird [s68], ist dies in anderen Ländern gängige Praxis. Für Verbraucher ist es daher wichtig zu wissen, dass die Vitamin-D-Gehalte gleicher Produkte je nach Herkunftsland stark variieren können. Ein praktischer Tipp ist es daher, beim Einkauf gezielt auf die Nährwertangaben zu achten, da die Anreicherung mit Vitamin D dort verpflichtend ausgewiesen werden muss [s69]. Die Anreicherung erfolgt hauptsächlich in zwei Formen: als Vitamin D2 oder D3 [s66]. Beide Formen sind wirksam, wobei Vitamin D3 vom Körper etwas besser verwertet werden kann. Bei der Auswahl angereicherter Produkte sollten Verbraucher die empfohlenen Tagesdosen im Blick behalten, die für Erwachsene bei 5 μg (200 IU) und während Wachstumsphasen bei 10 μg (400 IU) liegen [s70]. Ein besonders interessantes Beispiel für traditionell angereicherte Produkte ist Lebertran [s71], der schon seit Generationen zur Vitamin-D-Supplementierung eingesetzt wird. Moderne Anreicherungsstrategien sind jedoch deutlich vielfältiger und umfassen ein breites Spektrum an Lebensmitteln. Um die Vitamin-D-Aufnahme zu optimieren, empfiehlt es sich, verschiedene angereicherte Produkte clever in den Speiseplan zu integrieren. Praktische Tipps für den Alltag:

- Kombinieren Sie zum Frühstück angereicherte Cerealien mit angereicherter Pflanzenmilch
- Verwenden Sie angereicherte Margarine oder Aufstriche
- Achten Sie bei verarbeiteten Lebensmitteln auf den Zusatz "mit Vitamin D angereichert"
- Führen Sie ein Ernährungstagebuch, um den Konsum angereicherter Produkte zu tracken
- Informieren Sie sich über lokale Anreicherungspraktiken, besonders bei Auslandsaufenthalten

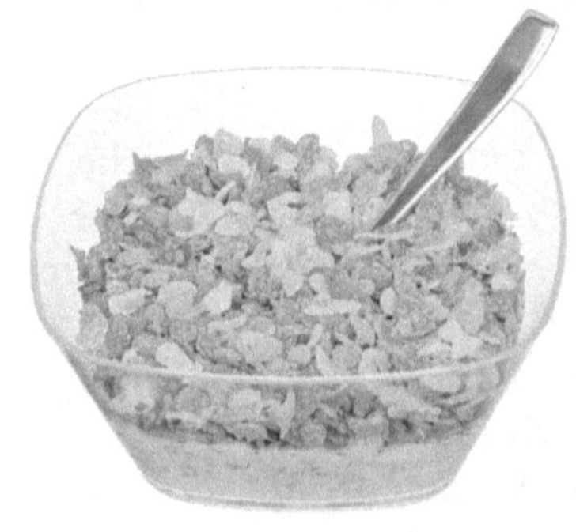

Cerealien [i6]

Die systematische Anreicherung von Lebensmitteln wird von Expertengruppen kontinuierlich evaluiert und angepasst [s67]. Dies gewährleistet, dass die Anreicherungsprogramme effektiv und sicher bleiben. Für Verbraucher bedeutet dies, dass sie angereicherten Lebensmitteln als Teil einer ausgewogenen Ernährung vertrauen können. Ein weiterer wichtiger Aspekt ist die Kombination verschiedener Vitamin-D-Quellen. Angereicherte Lebensmittel sollten nicht als alleinige Quelle betrachtet werden, sondern als sinnvolle Ergänzung zu natürlichen Vitamin-D-Quellen und Sonnenlichtexposition. Dies ist besonders relevant für Menschen mit erhöhtem Vitamin-D-Bedarf oder eingeschränktem Zugang zu natürlichen Quellen. Die Entwicklung neuer Anreicherungstechnologien und -strategien schreitet kontinuierlich voran, was zu einer stetig wachsenden Auswahl an angereicherten Produkten führt. Dies eröffnet Verbrauchern immer mehr Möglichkeiten, ihre Vitamin-D-Versorgung zu optimieren und individuell anzupassen.

1. 3. 4. Verschiedene Formen von Vitamin D3-Präparaten

itamin D3-Präparate sind in verschiedenen Darreichungsformen erhältlich, die sich in ihrer Anwendung und Bioverfügbarkeit unterscheiden. Die häufigsten Formen sind Tabletten, Kapseln und Tropfen [s72]. Diese Vielfalt ermöglicht es, die Supplementierung individuell an die persönlichen Bedürfnisse und Vorlieben anzupassen. Flüssige Präparate in Form von Tropfen bieten mehrere Vorteile. Sie sind besonders für Menschen mit Schluckbeschwerden oder für Kleinkinder geeignet. Außerdem können sie sehr präzise dosiert werden, was besonders bei der Supplementierung von Säuglingen wichtig ist, die täglich 400 IU Vitamin D benötigen [s73]. Ein praktischer Tipp für Eltern ist es, die Vitamin D-Tropfen direkt auf den Schnuller zu geben oder mit etwas abgepumpter Muttermilch zu vermischen. Tabletten und Kapseln sind die klassischen Darreichungsformen und besonders für Erwachsene geeignet. Sie sind einfach zu handhaben und ermöglichen eine standardisierte Dosierung. Für Menschen mit Schluckbeschwerden gibt es auch Kautabletten oder schmelzende Varianten. Bei der Einnahme sollte beachtet werden, dass Vitamin D fettlöslich ist - die Aufnahme wird daher verbessert, wenn die Präparate zu einer fetthaltigen Mahlzeit eingenommen werden. Besondere Bedeutung haben Vitamin D-Präparate für Menschen mit Fettabsorptionsstörungen, Laktoseintoleranz oder Milchallergien [s74]. Für diese Personengruppen sind spezielle Formulierungen erhältlich, die eine bessere Aufnahme gewährleisten. Ein praktischer Ansatz ist hier die Verwendung von mikroverkapselten Präparaten oder Öl-basierten Tropfen. Die Dosierung der Präparate sollte sich an den individuellen Bedürfnissen orientieren. Während die allgemeine Empfehlung für Erwachsene bei 15 mcg (600 IU) liegt, benötigen ältere Menschen über 70 Jahre 20 mcg (800 IU) täglich [s73]. Bei nachgewiesenem Mangel oder speziellen Risikofaktoren können auch höhere Dosen erforderlich sein [s75]. Ein wichtiger biochemischer Aspekt ist die Umwandlung des aufgenommenen Vitamins im Körper. Sowohl Vitamin D3 als auch D2 werden zunächst in 25-Hydroxyvitamin D (calcidiol) umgewandelt, bevor in den Nieren die Aktivierung zu 1α,25-Dihydroxyvitamin D (calcitriol) erfolgt [s76]. Diese Stoffwechselwege sind bei der Wahl des Präparats zu berücksichtigen.

Für die praktische Anwendung empfiehlt sich ein systematischer Ansatz:
- Wählen Sie eine Darreichungsform, die zu Ihrem Lebensstil passt
- Nehmen Sie das Präparat regelmäßig zur gleichen Tageszeit ein
- Dokumentieren Sie die Einnahme in einem Kalender oder einer App
- Lassen Sie regelmäßig Ihre Vitamin D-Spiegel überprüfen
- Bewahren Sie die Präparate kühl und lichtgeschützt auf

Die Wahl des richtigen Präparats sollte in Abstimmung mit medizinischem Fachpersonal erfolgen, besonders wenn bereits gesundheitliche Einschränkungen vorliegen. Dabei sollten auch mögliche Wechselwirkungen mit anderen Medikamenten berücksichtigt werden.

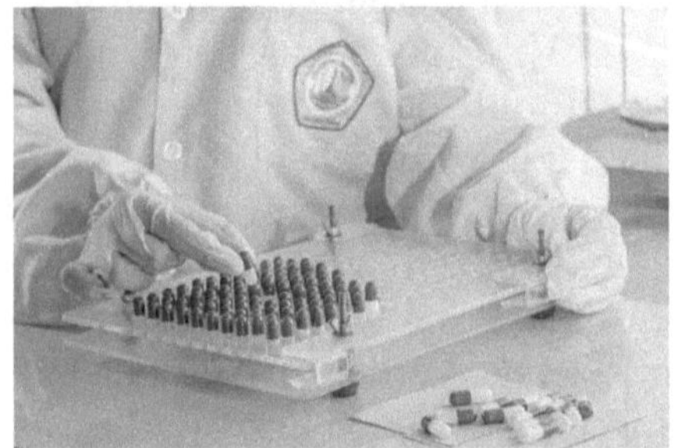

Kapseln [i7]

1. 3. 5. Unterschiede zwischen Vitamin D2 und D3

ie beiden wichtigsten Formen von Vitamin D - Vitamin D2 (<u>Ergocalciferol</u>) und Vitamin D3 (<u>Cholecalciferol</u>) - unterscheiden sich deutlich in ihrer Herkunft und Wirksamkeit [s77]. Während Vitamin D2 hauptsächlich von Pflanzen, Pilzen und <u>Invertebraten</u> produziert wird, ist Vitamin D3 die Form, die der menschliche Körper selbst herstellen kann [s78]. Ein wesentlicher Unterschied liegt in der chemischen Struktur: Vitamin D3 besitzt eine zusätzliche Doppelbindung und eine <u>Methylgruppe</u>, was seine höhere Wirksamkeit erklärt [s78]. Diese strukturellen Unterschiede führen zu einer etwa 87% besseren Wirksamkeit von Vitamin D3 bei der Erhöhung und Aufrechterhaltung der Vitamin D-Spiegel im Blut. Praktisch bedeutet dies, dass Vitamin D3-Präparate eine 2- bis 3-fach höhere Speicherung im Körper ermöglichen als vergleichbare Mengen von Vitamin D2 [s79]. Die unterschiedliche Bindungsaffinität zum Vitamin D-bindenden Protein ist ein weiterer wichtiger Aspekt. Vitamin D3 bindet stärker an dieses Transportprotein, was zu einer besseren Verfügbarkeit im Körper führt [s78]. Ein praktischer Tipp für Verbraucher ist daher, bei der Wahl von Nahrungsergänzungsmitteln bevorzugt zu Vitamin D3-Präparaten zu greifen, da diese effizienter vom Körper verwertet werden. Die Abbaurate spielt ebenfalls eine wichtige Rolle: Vitamin D2 wird schneller abgebaut als Vitamin D3, wodurch letzteres länger im Körper verbleibt und seine Wirkung entfalten kann [s78]. Für Menschen, die ihre Vitamin D-Versorgung optimieren möchten, bedeutet dies, dass sie mit Vitamin D3-Supplementen längere Einnahmeintervalle erreichen können. Interessant für Vegetarier und Veganer ist, dass Vitamin D2 in einigen Pflanzen und besonders in Pilzen vorkommt, die UVB-Strahlung ausgesetzt waren [s80] [s77]. Allerdings sollten sie sich der geringeren Wirksamkeit bewusst sein und gegebenenfalls höhere Dosen in Betracht ziehen oder nach veganen Vitamin D3-Präparaten suchen, die aus Flechten gewonnen werden. Bei Blutuntersuchungen können die Mengen von Vitamin D2 und D3 getrennt nachgewiesen werden [s81], was für die individuelle Dosisanpassung wichtig ist. Dies ermöglicht eine präzise Überwachung der Versorgung und hilft bei der Optimierung der Supplementierung. Die meisten wissenschaftlichen Studien bestätigen die überlegene Wirksamkeit von Vitamin D3 gegenüber D2 bei der Erhöhung der Vitamin D-Spiegel im Blut, auch wenn einige Untersuchungen keine signifikanten Unterschiede feststellen konnten [s78]. Für die praktische

Anwendung empfiehlt es sich dennoch, wenn möglich, Vitamin D3 zu bevorzugen. Ein praktischer Ansatz für den Alltag ist die Kombination verschiedener Vitamin D-Quellen: Während man durch Sonnenlicht und tierische Lebensmittel hauptsächlich Vitamin D3 aufnimmt, kann man zusätzlich durch den Verzehr von Pilzen auch Vitamin D2 zu sich nehmen. Bei der Supplementierung sollte man jedoch vorrangig auf Vitamin D3-Präparate setzen, um von der besseren Wirksamkeit zu profitieren. Für Menschen mit spezifischen gesundheitlichen Bedingungen oder erhöhtem Vitamin D-Bedarf ist die Wahl der richtigen Vitamin D-Form besonders wichtig. In solchen Fällen sollte die Supplementierung mit einem Gesundheitsexperten abgestimmt werden, der auch die individuellen Bedürfnisse und mögliche Kontraindikationen berücksichtigen kann.

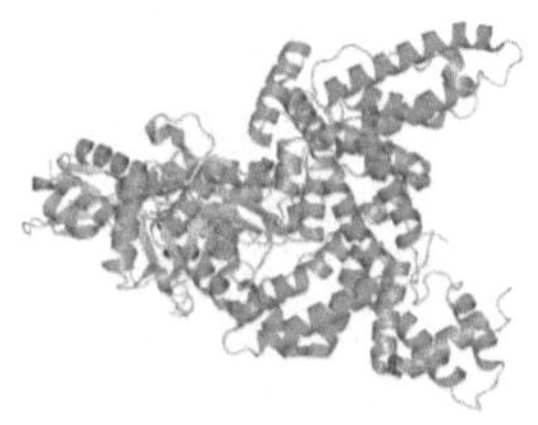

Vitamin D-bindendes Protein [i8]

Glossar

Cholecalciferol
Die natürliche Form des Vitamin D, die in der Haut aus 7-Dehydrocholesterol gebildet wird.

Ergocalciferol
Ein fettlösliches Vitamin, das durch UV-Bestrahlung aus Ergosterol entsteht und hauptsächlich in Pilzen vorkommt.

Invertebrat
Wirbellose Tiere wie Insekten, Würmer oder Weichtiere, die kein inneres Skelett besitzen.

Methylgruppe
Eine chemische Gruppe bestehend aus einem Kohlenstoffatom und drei Wasserstoffatomen, die wichtig für viele biologische Prozesse ist.

Zusammenfassung - 1. 3. Quellen für Vitamin D3

- UVB-Strahlen reagieren mit 7-Dehydrocholesterin in der Haut zur Bildung von Vor-Vitamin D3

- Menschen mit dunkler Haut benötigen bis zu zehnmal länger für die gleiche Vitamin D3-Produktion

- Eine leichte Hautrötung kann die Produktion von 15.000-20.000 IU Vitamin D stimulieren

- 77% der globalen Bevölkerung weisen niedrige Vitamin D-Werte auf

- UVB-LED-Technologien sind 3,5-mal effektiver bei der Vitamin D-Produktion als bei der Verursachung von Sonnenbrand

- Die Bioverfügbarkeit von Vitamin D wird durch gleichzeitige Aufnahme gesunder Fette verbessert

- Die systematische Anreicherung von Lebensmitteln mit Vitamin D begann in den 1930er Jahren

- Vitamin D3 ermöglicht eine 2- bis 3-fach höhere Speicherung im Körper als Vitamin D2

- Vitamin D2 wird hauptsächlich von Pflanzen, Pilzen und Invertebraten produziert

- Die zusätzliche Doppelbindung und Methylgruppe in Vitamin D3 erklärt seine 87% höhere Wirksamkeit

- Vitamin D3 bindet stärker an das Vitamin D-bindende Transportprotein

- Vitamin D2 wird schneller abgebaut als Vitamin D3

- Veganes Vitamin D3 kann aus Flechten gewonnen werden

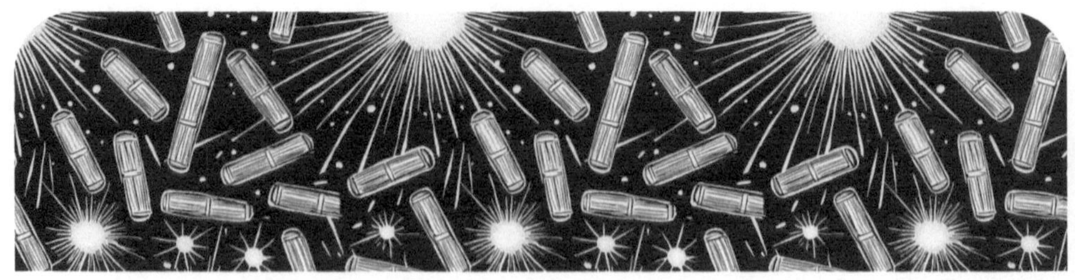

Rückblick - 1. Grundlagen der Vitamin D3 Supplementierung

- Die Bildung von Vitamin D3 in der Haut erfolgt durch UVB-Strahlung aus 7-Dehydrocholesterin, wobei die Effizienz stark vom Hauttyp und geografischen Standort abhängt

- Menschen mit Hauttyp VI benötigen etwa fünfmal länger als Menschen mit Hauttyp I für die gleiche Vitamin D Produktion

- Die Aktivierung von Vitamin D3 erfolgt in einem zweistufigen Prozess in Leber und Nieren, gesteuert durch verschiedene Hormone wie Parathormon und FGF23

- Ohne Vitamin D können nur 10-15% des Nahrungscalciums aufgenommen werden, mit ausreichend Vitamin D steigt die Rate auf 30-40%

- Vitamin D3 reguliert etwa 900 verschiedene Gene und hat umfassende Effekte auf das Immunsystem, die Muskelkraft und die psychische Gesundheit

- Bei Diabetikern konnte eine Vitamin D3-Supplementierung positive Effekte auf die psychische Gesundheit zeigen

- Die Effizienz der körpereigenen Vitamin D-Produktion nimmt mit dem Alter ab, da die Haut weniger 7-DHC enthält

- Vitamin D3 ist etwa 87% wirksamer als D2 bei der Erhöhung der Blutspiegel und wird besser im Körper gespeichert

- Eine hochdosierte Vitamin D3-Supplementierung führte in Studien innerhalb von nur 8 Tagen zu einem Anstieg der Serum-Spiegel um 34% und einer Verbesserung der Muskelkraft um 13%

- Aktivierte Immunzellen können Vitamin D lokal aktivieren, was ihre Abwehrfunktion unterstützt

- Die optimale Versorgung mit diesem essentiellen Vitamin hängt von der richtigen Dosierung ab - mehr dazu im nächsten Kapitel zur praktischen Anwendung von Vitamin D3.

2. Dosierung und Anwendung von Vitamin D3

ie richtige Dosierung und Anwendung von Vitamin D3 wirft bei vielen Menschen Fragen auf: Wann ist der beste Zeitpunkt für die Einnahme? Welche Darreichungsform eignet sich am besten? Und wie viel Vitamin D3 benötigen verschiedene Personengruppen überhaupt? Die Antworten darauf sind komplex, denn die optimale Versorgung mit Vitamin D3 hängt von zahlreichen individuellen Faktoren ab. Alter, Gewicht, Hauttyp und Vorerkrankungen spielen dabei ebenso eine Rolle wie die geografische Lage des Wohnorts und die persönlichen Lebensgewohnheiten. Auch die Jahreszeit beeinflusst den Bedarf erheblich. Besonders relevant ist die Frage nach möglichen Risiken: Wann wird aus einer sinnvollen Supplementierung eine potenziell gefährliche Überdosierung? Welche Wechselwirkungen können mit anderen Medikamenten auftreten? Und wie lässt sich der Vitamin D-Spiegel zuverlässig überwachen? Die wissenschaftlichen Erkenntnisse der letzten Jahre haben unser Verständnis von der optimalen Vitamin D3-Versorgung deutlich erweitert. Was früher als ausreichend galt, wird heute oft als zu niedrig eingestuft. Diese neuen Einsichten ermöglichen eine präzisere und individuellere Dosierung - vorausgesetzt, man kennt die entscheidenden Faktoren.

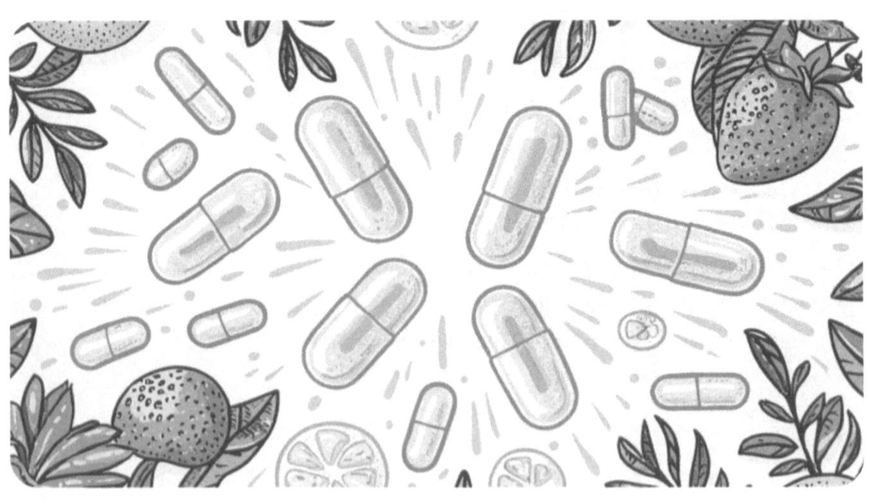

2. 1. Empfohlene Tagesdosis

ie Frage nach der richtigen Vitamin-D3-Dosierung beschäftigt Mediziner und Wissenschaftler seit Jahren. Wie viel braucht der Körper tatsächlich? Warum unterscheiden sich die Empfehlungen verschiedener Gesundheitsorganisationen teilweise erheblich? Und weshalb reicht die natürliche Vitamin-D-Bildung durch Sonnenlicht für viele Menschen nicht aus? Die Antworten auf diese Fragen sind komplex und hängen von zahlreichen individuellen Faktoren ab. Alter, Gewicht, Hauttyp, Lebensstil und eventuelle Vorerkrankungen spielen eine wichtige Rolle bei der Bestimmung des persönlichen Vitamin-D3-Bedarfs. Während für manche Menschen die standardisierten Empfehlungen ausreichen, benötigen andere deutlich höhere Dosen. Die aktuellen wissenschaftlichen Erkenntnisse zur optimalen Vitamin-D3-Versorgung eröffnen neue Perspektiven für eine individualisierte Supplementierung, die weit über die klassischen Standardempfehlungen hinausgeht.

„Die sichere obere Aufnahmegrenze für Erwachsene liegt bei 4000 IE (100 Mikrogramm) pro Tag."

2. 1. 1. Allgemeine Empfehlungen für Erwachsene

ie Empfehlungen für die tägliche Vitamin-D3-Aufnahme bei Erwachsenen variieren je nach Alter, Lebenssituation und verschiedenen Gesundheitsfaktoren. Für gesunde Erwachsene zwischen 19 und 70 Jahren wird grundsätzlich eine Tagesdosis von 600 IE (Internationale Einheiten) oder 15 Mikrogramm empfohlen [s82]. Ab dem 71. Lebensjahr erhöht sich diese Empfehlung auf 800 IE (20 Mikrogramm) täglich, da ältere Menschen Vitamin D und Calcium weniger effizient aufnehmen und verstoffwechseln können [s83]. Neuere Forschungsergebnisse deuten allerdings darauf hin, dass diese Standardempfehlungen möglicherweise zu niedrig angesetzt sind. Einige Experten empfehlen eine höhere tägliche Zufuhr zwischen 1500 und 2000 IE, um einen optimalen 25-Hydroxyvitamin D-Spiegel von mindestens 30 ng/mL im Blut aufrechtzuerhalten [s84]. Dies ist besonders relevant für Menschen, die sich wenig im Freien aufhalten oder in sonnenarmen Regionen leben. In solchen Fällen sollte die tägliche Aufnahme mindestens 1000 IE betragen [s85].

Für die praktische Umsetzung bedeutet dies: Menschen, die beispielsweise im Büro arbeiten und sich hauptsächlich in geschlossenen Räumen aufhalten, sollten besonders in den Herbst- und Wintermonaten auf eine ausreichende Vitamin-D-Versorgung achten. Ein täglicher 15-minütiger Spaziergang in der Mittagszeit mit unbedeckten Händen und Gesicht kann dabei bereits hilfreich sein. Dennoch ist in vielen Fällen eine

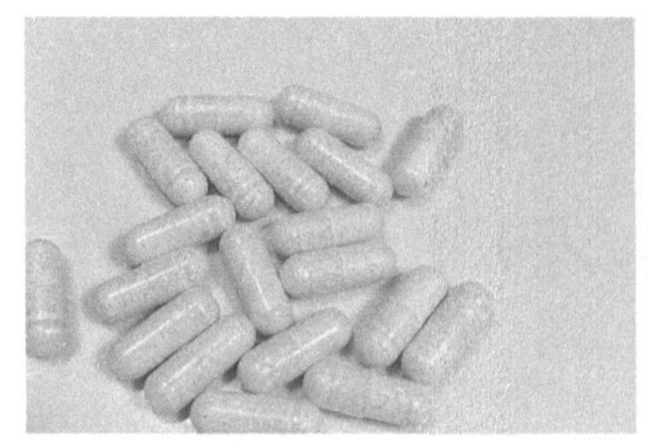

Supplementierung [i9]

zusätzliche Supplementierung sinnvoll. Die sichere obere Aufnahmegrenze für Erwachsene liegt bei 4000 IE (100 Mikrogramm) pro Tag [s82]. Interessanterweise zeigen Studien, dass selbst eine tägliche Zufuhr von bis zu 5000 IE keine schwerwiegenden Nebenwirkungen verursacht [s86]. Dennoch sollte eine Supplementierung über 2000 IE nur nach Rücksprache mit medizinischem Fachpersonal erfolgen. Für Schwangere und stillende Frauen gelten die gleichen Grundempfehlungen wie für andere Erwachsene: 600 IE täglich [s87]. Allerdings sollten sie ihre Vitamin-D-Versorgung besonders sorgfältig überwachen lassen, da der Bedarf während dieser

Lebensphasen erhöht sein kann. Ein wichtiger Aspekt ist die Kontrolle des Vitamin-D-Spiegels im Blut. Ein Wert von mindestens 50 nmol/L (20 ng/mL) gilt als ausreichend für die Knochengesundheit [s82]. Optimal sind jedoch Werte von 70 nmol/L oder höher, da diese mit verschiedenen gesundheitlichen Vorteilen in Verbindung gebracht werden [s88]. Um diese Werte zu erreichen, kann es sinnvoll sein, den eigenen Vitamin-D-Status durch einen Bluttest bestimmen zu lassen und die Supplementierung entsprechend anzupassen. Praktische Tipps für den Alltag: Neben der Supplementierung kann die Vitamin-D-Versorgung durch regelmäßige Bewegung im Freien unterstützt werden. Dabei sollte man darauf achten, dass Sonnenschutzmittel die körpereigene Vitamin-D-Produktion reduzieren können. Eine ausgewogene Ernährung mit vitamin-D-reichen Lebensmitteln wie fettem Fisch, Eiern und angereicherten Milchprodukten kann ebenfalls zur Gesamtversorgung beitragen, auch wenn die Ernährung allein meist nicht ausreicht, um den Bedarf vollständig zu decken. Besonders Menschen mit dunkler Hautfarbe, Übergewichtige oder Personen, die aus kulturellen oder gesundheitlichen Gründen ihre Haut weitgehend bedeckt halten, sollten ihre Vitamin-D-Versorgung besonders im Auge behalten und gegebenenfalls höhere Dosierungen in Betracht ziehen [s89].

Glossar

Internationale Einheit

Eine standardisierte Maßeinheit für biologisch aktive Substanzen, die international festgelegt wurde, um die Wirkstärke von Vitaminen und anderen Substanzen einheitlich zu messen.

Nanogramm pro Milliliter

Eine Konzentrationsangabe, die einem Milliardstel Gramm pro Milliliter entspricht und häufig bei der Messung sehr geringer Stoffmengen verwendet wird.

Nanomol pro Liter

Eine Konzentrationseinheit im internationalen Einheitensystem, die die Stoffmenge in Nanomol bezogen auf einen Liter angibt.

2. 1. 2. Dosierung für Kinder und Jugendliche

ie Vitamin-D3-Versorgung spielt bereits ab der Geburt eine wichtige Rolle für die gesunde Entwicklung von Kindern und Jugendlichen. Die aktuellen Empfehlungen wurden in den letzten Jahren nach oben korrigiert, da die früheren Dosierungen von 200 IE als zu niedrig eingestuft wurden [s90]. Für Neugeborene im ersten Lebensmonat wird eine tägliche Dosis von 300-400 IE empfohlen [s91]. Diese Grundversorgung ist besonders wichtig, da Säuglinge in den ersten Lebenswochen noch keiner direkten Sonneneinstrahlung ausgesetzt werden sollten. Praktisch bedeutet dies, dass Eltern die Vitamin-D3-Supplementierung idealerweise direkt nach der Geburt mit dem Kinderarzt besprechen und einleiten sollten.

Ab dem zweiten Lebensmonat bis zum 18. Lebensjahr liegt die empfohlene Tagesdosis zwischen 400 und 1.000 IE [s91]. Dabei gelten folgende altersspezifische Richtwerte:
- Säuglinge 0-6 Monate: 400 IE (10 μg) täglich
- Säuglinge 7-12 Monate: 400 IE (10 μg) täglich
- Kleinkinder 1-3 Jahre: 600 IE (15 μg) täglich
- Kinder 4-8 Jahre: 600 IE (15 μg) täglich [s92]

Besonders wichtig ist die Supplementierung bei Kindern, die weniger als einen Liter vitamin-D-angereicherte Milch pro Tag trinken [s93]. In der Praxis betrifft dies die meisten Kinder, da ein so hoher Milchkonsum eher unüblich ist. Eltern sollten daher besonders in den Wintermonaten auf eine ausreichende Vitamin-D3-Versorgung achten.

Bei nachgewiesenem Vitamin-D-Mangel können deutlich höhere Dosierungen erforderlich sein. Die therapeutischen Dosen variieren dabei je nach Altersgruppe:
- Bis 1 Jahr: 1.000-3.000 IE täglich
- 1-12 Jahre: 3.000-6.000 IE täglich
- 12-18 Jahre: 6.000-10.000 IE täglich [s91]

Solch hohe Dosierungen sollten jedoch ausschließlich unter ärztlicher Aufsicht und nach regelmäßiger Kontrolle der Blutwerte erfolgen. Um Überdosierungen zu vermeiden, wurden folgende obere Grenzen (UL - Upper Level) festgelegt:
- Säuglinge 0-6 Monate: 1.000 IE (25 μg)
- Säuglinge 7-12 Monate: 1.500 IE (38 μg)
- Kleinkinder 1-3 Jahre: 2.500 IE (63 μg)
- Kinder 4-8 Jahre: 3.000 IE (75 μg) [s92]

Für die praktische Umsetzung im Alltag empfiehlt es sich, feste Routinen zu etablieren. Die Vitamin-D3-Gabe kann beispielsweise mit dem morgendlichen Frühstück oder dem abendlichen Zähneputzen verbunden werden. Bei Säuglingen bietet sich die Gabe während einer der Mahlzeiten an. Die Supplementierung sollte dabei ganzjährig erfolgen, auch wenn Kinder sich viel im Freien aufhalten.

Besondere Aufmerksamkeit sollten Eltern der Vitamin-D-Versorgung widmen bei:
- Kindern mit dunkler Hautfarbe
- Kindern, die sich überwiegend in geschlossenen Räumen aufhalten
- Kindern, die aus kulturellen oder gesundheitlichen Gründen bedeckende Kleidung tragen
- Kindern mit eingeschränkter Sonnenlichtexposition
- Übergewichtigen Kindern

Die Supplementierung sollte durch regelmäßige Bewegung im Freien ergänzt werden. Ein guter Kompromiss zwischen Sonnenschutz und Vitamin-D-Bildung ist es, Kinder in den Vormittags- oder späteren Nachmittagsstunden für etwa 10-15 Minuten mit unbedeckten Unterarmen und Beinen im Freien spielen zu lassen. Dabei sollte jedoch ein Sonnenbrand unbedingt vermieden werden. Die regelmäßige Kontrolle des Vitamin-D-Status durch den Kinderarzt ist empfehlenswert, besonders bei Risikogruppen oder wenn Anzeichen eines Mangels vorliegen. So kann die Dosierung bei Bedarf individuell angepasst werden, um eine optimale Versorgung sicherzustellen.

Glossar

Upper Level
Bezeichnet die maximal sichere tägliche Aufnahmemenge eines Nährstoffs, bei der keine gesundheitlichen Risiken zu erwarten sind. Wird von Gesundheitsbehörden festgelegt.

2. 1. 3. Anpassung der Dosis für Senioren

enioren haben einen erhöhten Vitamin-D3-Bedarf, da ihre Haut mit zunehmendem Alter weniger effizient Vitamin D produziert und die Aufnahme im Darm nachlässt [s94]. Die Anpassung der Dosierung für diese Altersgruppe ist daher besonders wichtig, um gesundheitliche Risiken zu minimieren und die Lebensqualität zu erhalten. Aktuelle Forschungsergebnisse zeigen, dass die tägliche Einnahme von 800 bis 1000 IE Vitamin D3 das Sturzrisiko bei älteren Menschen deutlich um 22% reduziert [s95]. Noch eindrucksvoller sind die Ergebnisse bei einer Dosierung von 700 bis 1000 IE täglich, die das Sturzrisiko sogar um 34% senken kann [s96]. Diese Erkenntnisse sind besonders relevant für Senioren, die in Pflegeeinrichtungen leben oder bereits eine Sturzvorgeschichte haben. Für die optimale Versorgung empfehlen Experten für Menschen über 70 Jahre eine tägliche Dosis von 2000 IE (50 µg) [s94]. Diese höhere Dosierung berücksichtigt den altersbedingten Rückgang der körpereigenen Vitamin-D-Produktion. In der praktischen Umsetzung bedeutet dies beispielsweise, dass Senioren ihre Vitamin-D3-Supplementierung idealerweise auf zwei Einnahmen am Tag verteilen können - eine am Morgen und eine am Abend, jeweils zu den Mahlzeiten. Interessanterweise zeigen Studien, dass eine noch höhere tägliche Dosis von 4000 IE bei 88% der Teilnehmer nach einem Jahr zu einem optimalen Blutspiegel von über 90 nmol/L führte, während dies bei 2000 IE nur bei 70% der Fall war [s97]. Allerdings sollten solch hohe Dosierungen nur nach Rücksprache mit dem behandelnden Arzt und unter regelmäßiger Kontrolle der Blutwerte erfolgen. Besonders wichtig ist die Regelmäßigkeit der Einnahme. Studien haben gezeigt, dass eine intermittierende Einnahme, zum Beispiel einmal monatlich in höherer Dosierung, keinen präventiven Effekt auf Stürze hat [s95]. Ein praktischer Tipp ist hier die Verwendung eines Medikamenten-Dosierers mit Wocheneinteilung, der die tägliche Einnahme erleichtert und zur Routine werden lässt. Für Senioren mit Osteoporose ist die Vitamin-D3-Versorgung besonders kritisch. Die Mindestdosis sollte hier 700-800 IE pro Tag nicht unterschreiten [s98]. In Kombination mit Calcium hat sich diese Dosierung als effektiv zur Reduzierung des Risikos von <u>Fragilitätsfrakturen</u> erwiesen [s99]. Ein praktischer Ansatz ist hier die Einnahme während des Frühstücks zusammen mit calciumreichen Lebensmitteln wie Milchprodukten.

Die meisten älteren Menschen vertragen eine tägliche Dosis von 800 IE sehr gut und haben ein geringes Risiko für Nebenwirkungen [s100]. Dennoch sollten bestimmte Faktoren bei der individuellen Dosierung berücksichtigt werden:
- Hauttyp und Sonnenlichtexposition
- Mobilitätsgrad und Aufenthalt im Freien
- Ernährungsgewohnheiten
- Begleiterkrankungen
- Medikamenteneinnahme

Für die praktische Umsetzung im Alltag empfiehlt sich folgende Vorgehensweise: 1. Vitamin-D-Status durch Bluttest bestimmen lassen 2. Individuelle Dosierung mit dem Arzt besprechen 3. Tägliche Einnahmeroutine etablieren 4. Regelmäßige Bewegung im Freien, idealerweise vormittags 5. Ausgewogene Ernährung mit vitamin-D-reichen Lebensmitteln 6. Regelmäßige Kontrolle der Blutwerte, besonders zu Beginn der Supplementierung

Besondere Aufmerksamkeit sollten Senioren der Vitamin-D3-Versorgung widmen, wenn sie:
- überwiegend in Innenräumen leben
- mobilitätseingeschränkt sind
- mehrere Medikamente einnehmen
- an chronischen Erkrankungen leiden
- eine eingeschränkte Nierenfunktion haben

Die Supplementierung sollte dabei als Teil eines ganzheitlichen Gesundheitskonzepts verstanden werden, das auch regelmäßige Bewegung, ausgewogene Ernährung und soziale Aktivitäten umfasst.

Glossar

Fragilitätsfraktur

Ein Knochenbruch, der bereits bei geringer Belastung oder einem leichten Sturz auftritt, typischerweise aufgrund einer verminderten Knochendichte. Besonders häufig an Handgelenk, Hüfte und Wirbelsäule.

Supplementierung

Die zusätzliche Aufnahme von Nährstoffen in Form von Präparaten zur Ergänzung der normalen Ernährung. Kann in verschiedenen Formen wie Tabletten, Kapseln oder Tropfen erfolgen.

2. 1. 4. Besondere Bedürfnisse in der Schwangerschaft

ährend der Schwangerschaft ist eine ausreichende Vitamin-D3-Versorgung von besonderer Bedeutung, da sie nicht nur die Gesundheit der werdenden Mutter, sondern auch die optimale Entwicklung des ungeborenen Kindes beeinflusst. Aktuelle Forschungsergebnisse zeigen, dass ein Vitamin-D-Mangel während der Schwangerschaft mit erheblichen Gesundheitsrisiken verbunden sein kann [s101]. Für eine optimale Versorgung wird schwangeren Frauen eine tägliche Supplementierung von 10 Mikrogramm (400 IE) Vitamin D3 empfohlen [s102]. Neuere Studien deuten jedoch darauf hin, dass höhere Dosen zwischen 1000 und 4000 IE täglich vorteilhafter sein könnten, um bessere Gesundheitsergebnisse für Mutter und Kind zu erzielen [s103]. Ein optimaler Vitamin-D-Spiegel im Blut (25-OH-D) sollte mindestens 100 nmoll (40 ngml) betragen [s104]. Besonders bemerkenswert ist der präventive Effekt einer ausreichenden Vitamin-D-Versorgung: Die Supplementierung kann das Risiko für schwangerschaftsbedingte Komplikationen deutlich reduzieren. Konkret wurde nachgewiesen, dass das Risiko für Präeklampsie um 60%, für Schwangerschaftsdiabetes um 50% und für Frühgeburten um 40% gesenkt werden kann [s101]. Diese Erkenntnisse unterstreichen die Wichtigkeit einer konsequenten Supplementierung. Für die praktische Umsetzung im Alltag empfiehlt sich folgende Vorgehensweise: 1. Bereits bei Feststellung der Schwangerschaft sollte mit der Vitamin-D3-Supplementierung begonnen werden. Die Einnahme sollte idealerweise zur gleichen Tageszeit erfolgen, beispielsweise zum Frühstück, um sie zur Routine werden zu lassen. 2. Die Supplementierung sollte ganzjährig erfolgen, wobei besonders in den Herbst- und Wintermonaten (September bis März) auf eine konsequente Einnahme geachtet werden sollte [s105] [s106]. 3. Viele Schwangerschafts-Multivitaminpräparate enthalten bereits Vitamin D3. Diese werden in vielen Ländern kostenlos für die Dauer der Schwangerschaft zur Verfügung gestellt [s102]. Schwangere sollten mit ihrer Hebamme oder ihrem Arzt besprechen, ob die enthaltene Menge ausreichend ist oder eine zusätzliche Supplementierung sinnvoll wäre. 4. Neben der Supplementierung ist eine ausgewogene, calciumreiche Ernährung wichtig, da Vitamin D3 die Aufnahme und Verwertung von Calcium im Körper reguliert [s105]. Dies ist essentiell für die Entwicklung gesunder Knochen, Zähne und Muskeln beim ungeborenen Kind. 5. Moderate Bewegung im Freien sollte - unter

Beachtung eines angemessenen Sonnenschutzes - Teil der täglichen Routine sein. Ein 15-20-minütiger Spaziergang in den Vormittagsstunden kann zur körpereigenen Vitamin-D-Produktion beitragen.

Besondere Aufmerksamkeit sollten schwangere Frauen ihrer Vitamin-D-Versorgung widmen, wenn sie:
- eine dunklere Hautfarbe haben
- sich überwiegend in Innenräumen aufhalten
- bedeckende Kleidung tragen
- übergewichtig sind
- eine vegane oder vegetarische Ernährung befolgen

Die regelmäßige Kontrolle des Vitamin-D-Spiegels durch den betreuenden Arzt ist empfehlenswert, besonders zu Beginn der Schwangerschaft und bei Risikogruppen. So kann die Dosierung bei Bedarf individuell angepasst werden, um eine optimale Versorgung sicherzustellen. Die Supplementierung sollte als Teil eines ganzheitlichen Gesundheitskonzepts während der Schwangerschaft verstanden werden, das auch ausgewogene Ernährung, moderate Bewegung und ausreichend Ruhe umfasst. Der positive Einfluss auf die Gesundheit von Mutter und Kind rechtfertigt den relativ geringen Aufwand der täglichen Supplementierung.

Glossar

Präeklampsie
Eine schwangerschaftsbedingte Erkrankung, die sich durch hohen Blutdruck und Eiweißausscheidung im Urin äußert. Unbehandelt kann sie lebensbedrohlich für Mutter und Kind werden.

Schwangerschaftsdiabetes
Eine Form des Diabetes, die erstmals während der Schwangerschaft auftritt und durch eine gestörte Glukosetoleranz gekennzeichnet ist. Nach der Geburt verschwindet sie meist wieder.

2. 1. 5. Berücksichtigung von Vorerkrankungen

ei bestimmten Vorerkrankungen muss die Vitamin-D3-Dosierung individuell angepasst werden, da diese Erkrankungen den Vitamin-D-Stoffwechsel beeinflussen oder einen erhöhten Bedarf verursachen können. Die medizinische Überwachung des Vitamin-D-Spiegels ist in diesen Fällen besonders wichtig [s107]. Patienten mit Erkrankungen des Verdauungssystems wie zoeliakie oder entzündlichen Darmerkrankungen haben häufig Schwierigkeiten bei der Aufnahme von Vitamin D. Bei diesen Erkrankungen ist eine engmaschige Kontrolle der Blutwerte und meist eine höhere Dosierung erforderlich [s107]. In der Praxis bedeutet dies, dass Betroffene ihre Supplementierung idealerweise mit fettreichen Mahlzeiten kombinieren sollten, um die Aufnahme zu verbessern. Bei Lebererkrankungen wie biliärer Zirrhose oder Leberzirrhose ist die Vitamin-D-Aktivierung im Körper beeinträchtigt. Diese Patienten benötigen eine besonders sorgfältige Überwachung ihrer Vitamin-D-Spiegel [s107]. Die Dosierung muss hier individuell angepasst werden, wobei die Leberfunktionswerte mitberücksichtigt werden müssen. Patienten mit Diabetes mellitus haben oft einen erhöhten Vitamin-D-Bedarf [s108]. Die optimale Versorgung kann zur besseren Blutzuckerkontrolle beitragen. Diabetiker sollten daher besonders auf regelmäßige Kontrollen ihrer Vitamin-D-Spiegel achten und die Supplementierung mit ihrer Diabetestherapie abstimmen. Bei Fettleibigkeit, insbesondere nach bariatrischer_chirurgie, sind höhere Vitamin-D-Dosen erforderlich [s108]. Dies liegt daran, dass Vitamin D im Fettgewebe gespeichert wird und somit weniger für den Stoffwechsel zur Verfügung steht. Betroffene sollten ihre Vitamin-D-Supplementierung idealerweise auf mehrere kleinere Dosen über den Tag verteilen. Besondere Aufmerksamkeit gilt Patienten, die mit Glukokortikoiden (Cortison) behandelt werden. Für sie wird eine tägliche Dosis von 2000 IE empfohlen, um einen 25-Hydroxyvitamin-D-Spiegel von mindestens 32 ng/mL zu erreichen [s108]. Die Einnahme sollte dabei möglichst nicht zeitgleich mit den Glukokortikoiden erfolgen, sondern zeitversetzt, um die Aufnahme zu optimieren. Bei Osteoporose-Patienten ist eine ausreichende Vitamin-D-Versorgung besonders kritisch für den Therapieerfolg [s107]. Die Supplementierung sollte hier immer in Kombination mit Calcium erfolgen und regelmäßig durch Knochendichtemessungen und Vitamin-D-Spiegelkontrollen überwacht werden. Für die praktische Umsetzung empfiehlt sich bei Vorerkrankungen folgendes Vorgehen: 1. Regelmäßige Kontrolle des Vitamin-D-Spiegels, mindestens alle 3-6 Monate 2. Dokumentation der Einnahme und eventueller Symptome 3. Abstimmung der Supplementierung mit anderen Medikamenten 4. Anpassung der Dosierung entsprechend der Blutwerte und des Krankheitsverlaufs 5. Berücksichtigung von Wechselwirkungen mit anderen Medikamenten Die Supplementierung bei Vorerkrankungen sollte ausschließlich unter ärztlicher Aufsicht erfolgen. Dabei ist es wichtig, dass Patienten ihren behandelnden Arzt über alle eingenommenen Medikamente und Nahrungsergänzungsmittel informieren, um mögliche Wechselwirkungen zu vermeiden.

Glossar

Glukokortikoid

Körpereigene oder künstlich hergestellte Hormone mit entzündungshemmender und immunsuppressiver Wirkung

Zusammenfassung - 2. 1. Empfohlene Tagesdosis

- Die empfohlene Tagesdosis für Erwachsene zwischen 19-70 Jahren beträgt 600 IE, ab 71 Jahren erhöht sich diese auf 800 IE.

- Neuere Forschungen empfehlen 1500-2000 IE täglich für einen optimalen 25-Hydroxyvitamin D-Spiegel von mindestens 30 ng/mL.

- Die sichere obere Aufnahmegrenze liegt bei 4000 IE pro Tag, wobei Studien zeigen dass bis 5000 IE keine schwerwiegenden Nebenwirkungen verursachen.

- Für Neugeborene im ersten Lebensmonat werden 300-400 IE empfohlen, danach bis zum 18. Lebensjahr 400-1000 IE.

- Bei nachgewiesenem Vitamin-D-Mangel können für 12-18 Jährige therapeutische Dosen von 6000-10000 IE erforderlich sein.

- Eine tägliche Einnahme von 800-1000 IE reduziert das Sturzrisiko bei älteren Menschen um 22%, bei 700-1000 IE sogar um 34%.

- 4000 IE täglich führten bei 88% der Studienteilnehmer nach einem Jahr zu einem optimalen Blutspiegel über 90 nmol/L.

- Während der Schwangerschaft kann eine ausreichende Vitamin-D-Versorgung das Präeklampsie-Risiko um 60% und das Schwangerschaftsdiabetes-Risiko um 50% senken.

- Bei Fettleibigkeit und nach bariatrischer Chirurgie sind höhere Vitamin-D-Dosen nötig, da das Vitamin im Fettgewebe gespeichert wird.

- Patienten unter Glukokortikoid-Therapie benötigen 2000 IE täglich für einen 25-Hydroxyvitamin-D-Spiegel von mindestens 32 ng/mL.

2. 2. Hochdosierte Vitamin D3-Supplementierung

ie hochdosierte Supplementierung von Vitamin D3 wirft zahlreiche Fragen auf: Wann ist sie medizinisch sinnvoll? Welche Risiken birgt sie? Wie lässt sich die optimale Dosierung für den individuellen Patienten bestimmen? Die wissenschaftliche Forschung der letzten Jahre hat gezeigt, dass bestimmte Personengruppen von einer Hochdosis-Therapie profitieren können. Gleichzeitig erfordert diese Form der Supplementierung besondere Aufmerksamkeit hinsichtlich möglicher Nebenwirkungen und Wechselwirkungen mit anderen Medikamenten. Die korrekte Durchführung einer hochdosierten Vitamin D3-Supplementierung basiert auf präzisen medizinischen Indikationen, sorgfältiger Überwachung und individueller Dosisanpassung. Ein fundiertes Verständnis dieser Aspekte ist für Therapeuten wie Patienten gleichermaßen wichtig, um die Behandlung sicher und effektiv zu gestalten. Die folgenden Abschnitte beleuchten die verschiedenen Facetten der Hochdosis-Therapie und liefern evidenzbasierte Handlungsempfehlungen für die praktische Anwendung.

„Bei einer hochdosierten Vitamin D3-Supplementierung von 3200-4000 IE täglich liegt das Risiko für eine Hyperkalzämie bei 4 Fällen pro 1000 Personen.“

2. 2. 1. Indikationen für hochdosiertes Vitamin D3

ine hochdosierte Vitamin D3-Supplementierung wird bei verschiedenen medizinischen Zuständen und Risikogruppen als therapeutische Maßnahme eingesetzt. Die Indikationen basieren dabei auf wissenschaftlichen Erkenntnissen und klinischen Erfahrungen. Ein wesentlicher Grund für eine Hochdosis-Therapie ist ein nachgewiesener schwerer Vitamin D-Mangel mit 25-Hydroxyvitamin D-Werten unter 20 ng/mL [s109]. Dies tritt besonders häufig bei bestimmten Risikogruppen auf. So zeigen Studien, dass in den USA 50% der Kinder zwischen 1-5 Jahren und sogar 70% der 6-11-Jährigen einen Vitamin D-Mangel aufweisen [s110]. Bei Malabsorptionssyndromen, wie sie beispielsweise bei chronisch entzündlichen Darmerkrankungen (Morbus Crohn, Colitis ulcerosa) auftreten, sind oft deutlich höhere Vitamin D3-Dosen erforderlich [s109] [s111]. Ein praktisches Beispiel: Ein Patient mit Morbus Crohn benötigt möglicherweise das Drei- bis Vierfache der üblichen Supplementierungsdosis, um einen ausreichenden Vitamin D-Spiegel zu erreichen. Besondere Aufmerksamkeit gilt Patienten nach bariatrischen Eingriffen. Hier werden mindestens 3000 IE täglich empfohlen, um einen Zielwert von 28 ng/mL zu erreichen [s111]. Die behandelnden Ärzte sollten dabei die Vitamin D-Spiegel regelmäßig kontrollieren und die Dosis entsprechend anpassen. Bei Mukoviszidose-Patienten ab 2 Jahren mit Pankreasinsuffizienz ist eine hochdosierte Therapie indiziert, wenn nach 6-monatiger Standardsupplementierung keine ausreichenden Spiegel erreicht werden [s112]. Die Dosierung wird dabei individuell nach Alter und aktuellem 25-OHD-Spiegel festgelegt.

Weitere wichtige Indikationen umfassen:
- Osteoporose und erhöhtes Frakturrisiko (empfohlene Tagesdosis: 800-2000 IE) [s113]
- Patienten unter Kortikosteroid-Therapie (Zieldosis: 2000 IE täglich) [s111]
- Schwere Nierenerkrankungen (Stadium III-V) [s114]
- Lebererkrankungen wie biliäre Zirrhose [s114]

Bei Schwangeren, stillenden Frauen und älteren Erwachsenen wird eine präventive Supplementierung empfohlen [s113]. Ein Vitamin D-Mangel während der Schwangerschaft kann sich negativ auf die Knochenentwicklung des Kindes auswirken [s110]. Besonders gefährdet sind auch Menschen mit dunkler Hautfarbe (Afroamerikaner, Hispanics) sowie Menschen mit Adipositas [s110]. Bei adipösen Patienten, insbesondere nach gewichtsreduzierenden Operationen, muss die Dosierung entsprechend angepasst werden [s111]. Eine routinemäßige Testung der Vitamin D-Spiegel wird nicht empfohlen [s113]. Jedoch ist eine Messung bei spezifischen Risikofaktoren oder Symptomen wie unerklärlichen Knochenschmerzen, ungewöhnlichen Frakturen oder Anzeichen von Stoffwechselknochenstörungen angezeigt [s113]. Bei der Hochdosis-Therapie ist zu beachten, dass sie bei Patienten mit einem 25-OHD-Spiegel ≥30 ng/mL oder einem korrigierten Calcium >10,5 mg/dl vermieden werden sollte [s112]. Die Behandlung sollte stets unter ärztlicher Aufsicht erfolgen, da eine Überdosierung vermieden werden muss. Für Patienten mit primärer Hyperparathyreose wird eine Vitamin D-Supplementierung zur Kontrolle der PTH-Spiegel empfohlen, wobei Werte über 30 ng/mL angestrebt werden [s111]. Dies verdeutlicht die Wichtigkeit einer regelmäßigen Überwachung der relevanten Laborparameter während der Hochdosis-Therapie.

Glossar

Hyperparathyreose
Überfunktion der Nebenschilddrüsen, die zu einer erhöhten Produktion des Parathormons führt

2. 2. 2. Risiken und Nebenwirkungen

Eine hochdosierte Vitamin D3-Supplementierung birgt verschiedene Risiken und mögliche Nebenwirkungen, die sorgfältig beachtet werden müssen. Die wichtigste Komplikation ist die Hyperkalzämie - eine übermäßige Ansammlung von Calcium im Blut [s115]. Diese kann sich zunächst durch unspezifische Symptome wie verstärkten Durst, häufiges Wasserlassen (Polyurie), Appetitlosigkeit und Übelkeit bemerkbar machen [s116]. Ein Patient berichtete beispielsweise, dass er zunächst nur vermehrten Durst verspürte und dies fälschlicherweise auf das warme Wetter zurückführte - erst die Blutuntersuchung beim Arzt deckte die gefährlich erhöhten Calciumwerte auf. Die Gefahr einer Überdosierung ist besonders bei eigenständiger, unkontrollierter Supplementierung gegeben. Wissenschaftliche Daten zeigen, dass bei einer hochdosierten Supplementierung von 3200-4000 IE täglich das Risiko für eine Hyperkalzämie bei 4 Fällen pro 1000 Personen liegt [s117]. Dies unterstreicht die Wichtigkeit regelmäßiger ärztlicher Kontrollen der relevanten Blutwerte. Besondere Vorsicht ist bei der Dosierung für verschiedene Altersgruppen geboten. Während die sichere obere Aufnahmegrenze für Erwachsene und Kinder ab 9 Jahren bei 100 Mikrogramm (4000 IE) pro Tag liegt [s118], gelten für jüngere Altersgruppen deutlich niedrigere Grenzen: Kinder von 1-10 Jahren sollten maximal 50 Mikrogramm täglich erhalten, Säuglinge unter 12 Monaten nicht mehr als 25 Mikrogramm [s115]. Ein praktisches Beispiel: Ein 2-jähriges Kind sollte auch bei nachgewiesenem Vitamin D-Mangel nie die gleiche Dosis wie ein Erwachsener erhalten. Langfristige Folgen einer Überdosierung können schwerwiegend sein. Die chronische Toxizität kann zu Nierenschäden in Form einer Nephrocalcinose führen [s119]. Auch die Knochengesundheit kann paradoxerweise beeinträchtigt werden, da überhöhte Vitamin D-Spiegel zu einer verstärkten Calciummobilisierung aus den Knochen führen [s116]. In extremen Fällen wurden sogar Krampfanfälle und Bewusstseinsstörungen bis hin zum Koma beobachtet [s120]. Ein oft übersehener Aspekt ist die verzögerte Manifestation von Überdosierungssymptomen. Diese können sich erst Wochen bis Monate nach Beginn der übermäßigen Einnahme entwickeln [s116]. Dies macht die Früherkennung besonders schwierig und unterstreicht die Bedeutung präventiver Kontrollen. Ein Warnsignal ist ein 25hydroxyvitamin_d-Spiegel über 125 nmol/L, der als zu hoch eingestuft wird [s118]. Besonders gefährdet sind Menschen, die mehrere Vitamin D-haltige Präparate gleichzeitig einnehmen. Ein typisches Beispiel ist die Kombination von Vitamin D-Tropfen mit Multivitaminpräparaten oder angereicherten Nahrungsmitteln. Hier sollte genau auf die Gesamtaufnahmemenge geachtet werden. Die Problematik wird dadurch verschärft, dass Vitamin D als fettlösliches Vitamin im Körper gespeichert werden kann [s121]. Anders als bei wasserlöslichen Vitaminen wird ein Überschuss nicht einfach ausgeschieden, sondern kann sich im Gewebe anreichern. Dies erklärt auch, warum eine chronische Überdosierung besonders gefährlich ist.

Praktische Handlungsempfehlungen zur Risikominimierung:
- Führen Sie ein Supplementierungstagebuch mit allen Vitamin D-Quellen
- Lassen Sie regelmäßig (alle 3-6 Monate) Ihre Vitamin D- und Calcium-Spiegel kontrollieren
- Achten Sie auf erste Warnsignale wie verstärkten Durst oder Müdigkeit
- Informieren Sie alle behandelnden Ärzte über Ihre Supplementierung
- Vermeiden Sie die gleichzeitige Einnahme verschiedener Vitamin D-haltiger Präparate

Die Supplementierung sollte stets unter ärztlicher Aufsicht erfolgen, da die individuell richtige Dosis von vielen Faktoren abhängt und eine Überdosierung vermieden werden muss [s121]. Dies gilt besonders für Risikogruppen wie Schwangere, Kinder und ältere Menschen.

Glossar

Hyperkalzämie

Eine Stoffwechselstörung, bei der der Calciumspiegel im Blut krankhaft erhöht ist. Kann neben Vitamin D-Überdosierung auch durch Tumoren oder Hormonstörungen verursacht werden.

Nephrocalcinose

Krankhafte Ablagerung von Calciumsalzen im Nierengewebe. Kann auch genetisch bedingt oder durch andere Stoffwechselstörungen entstehen.

Polyurie

Krankhaft erhöhte Harnausscheidung von mehr als 3 Litern pro Tag. Tritt auch bei anderen Erkrankungen wie Diabetes auf.

2. 2. 3. Überwachung des Vitamin D-Spiegels

ie regelmäßige Überwachung des Vitamin D-Spiegels ist bei einer hochdosierten Supplementierung von entscheidender Bedeutung für die Therapiesicherheit und den Behandlungserfolg. Ein systematisches Monitoring ermöglicht die optimale Dosisanpassung und minimiert potenzielle Risiken. Nach Beginn einer Hochdosis-Therapie oder nach jeder Dosisanpassung sollte der erste Kontrolltermin nach drei Monaten erfolgen [s122]. Dies gibt dem Körper ausreichend Zeit, einen neuen Gleichgewichtszustand zu erreichen. Ein praktisches Beispiel: Wenn ein Patient im Januar mit einer hochdosierten Vitamin D3-Therapie beginnt, sollte die erste Kontrolle im April stattfinden. Neben dem Vitamin D-Spiegel (25-OHD) müssen weitere wichtige Laborparameter überwacht werden. Dazu gehören Calcium-, Phosphor- und Albuminwerte [s122]. Diese Werte geben wichtige Hinweise auf mögliche Nebenwirkungen oder Stoffwechselveränderungen. Ein Dokumentationsbogen, in dem alle Messwerte chronologisch erfasst werden, hilft dabei, Trends frühzeitig zu erkennen. Für die langfristige Überwachung hat sich ein saisonales Kontrollschema bewährt: Eine Messung im Frühjahr zeigt die niedrigeren Werte nach dem Winter, während eine Herbstmessung die höheren Werte nach dem Sommer reflektiert [s123]. Die Supplementierungsdosis kann dann entsprechend angepasst werden. So könnte beispielsweise die Dosis im Winter erhöht und im Sommer reduziert werden.

Bei Patienten mit chronischer Nierenerkrankung (CKD) gelten besondere Überwachungsintervalle [s124]:
- CKD Stadium G3a-G3b: Calcium und Phosphat alle 6-12 Monate
- CKD Stadium G4: Calcium und Phosphat alle 3-6 Monate, PTH alle 6-12 Monate
- CKD Stadium G5: Calcium und Phosphat alle 1-3 Monate, PTH alle 3-6 Monate

Besonders engmaschige Kontrollen sind bei Hochrisikopatienten erforderlich, etwa bei Malabsorptionssyndromen oder Nierenversagen [s125]. In diesen Fällen sollte die Überwachung durch einen Spezialisten erfolgen. Ein Monitoring-Kalender, der alle anstehenden Kontrolltermine enthält, kann Patienten helfen, keine wichtige Untersuchung zu versäumen.

Nach einer <u>Stoßtherapie</u> mit sehr hohen Vitamin D-Dosen ist ein spezifisches Überwachungsprotokoll einzuhalten [s126]:
- Serumcalcium-Kontrolle nach 1-2 Wochen
- Vitamin D-Messung nach 1 Monat
- Umfassende Kontrolle nach 3 Monaten

Therapeutische Entscheidungen sollten nie auf Basis einzelner Laborwerte getroffen werden, sondern immer Trends und alle verfügbaren Parameter berücksichtigen [s124]. Ein Beispiel: Wenn der Vitamin D-Spiegel zwar im Zielbereich liegt, aber das Serumcalcium kontinuierlich ansteigt, könnte eine Dosisreduktion notwendig sein.

Praktische Empfehlungen für Patienten:
- Führen Sie ein "Vitamin D-Tagebuch" mit allen Einnahmen und Messwerten
- Nutzen Sie Erinnerungsfunktionen im Smartphone für Kontrolltermine
- Informieren Sie sich über typische Symptome einer Überdosierung
- Bringen Sie zu jedem Arzttermin eine aktuelle Übersicht Ihrer Messwerte mit

Wenn der 25-OHD-Spiegel trotz zweimaliger Stoßtherapie unter 30 ng/mL bleibt, ist eine <u>endokrinologische</u> Abklärung angezeigt [s122]. Dies könnte auf zugrundeliegende Stoffwechselstörungen oder Absorptionsprobleme hinweisen.

Glossar

endokrinologisch
Bezieht sich auf die medizinische Fachrichtung, die sich mit Hormonen und hormonproduzierenden Organen befasst

Malabsorptionssyndrom
Eine Gruppe von Erkrankungen, bei denen die Aufnahme von Nährstoffen im Darm gestört ist, was zu Mangelerscheinungen führen kann

PTH
Parathormon - ein Hormon der Nebenschilddrüsen, das den Calcium- und Phosphathaushalt reguliert

Stoßtherapie
Eine kurzzeitige Behandlung mit sehr hohen Dosen eines Medikaments, um schnell einen therapeutischen Effekt zu erzielen

2. 2. 4. Mögliche Interaktionen mit Medikamenten

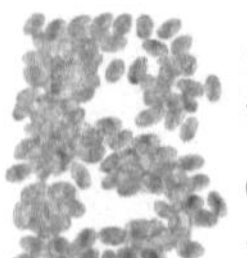ei einer hochdosierten Vitamin D3-Supplementierung müssen verschiedene Medikamenteninteraktionen beachtet werden, da diese die Wirksamkeit der Therapie beeinflussen oder zu unerwünschten Nebenwirkungen führen können. Eine sorgfältige Abstimmung zwischen behandelndem Arzt und Patient ist daher unerlässlich. Besonders relevant sind Wechselwirkungen mit Enzyminduktoren, die den Vitamin D-Stoffwechsel beeinflussen können [s127]. Dies betrifft beispielsweise Antiepileptika wie Carbamazepin, Phenytoin und Oxcarbazepin. Ein Patient, der diese Medikamente einnimmt, benötigt möglicherweise eine höhere Vitamin D3-Dosis, um therapeutische Spiegel zu erreichen. Die behandelnden Ärzte sollten in solchen Fällen die Vitamin D-Spiegel engmaschiger kontrollieren. Auch bei der gleichzeitigen Einnahme von HIV-Medikamenten, insbesondere Proteasehemmern und nicht-nukleosidischen Reverse-Transkriptase-Hemmern, können signifikante Veränderungen der Plasmaspiegel auftreten [s127]. Ein praktisches Beispiel: Ein HIV-Patient unter antiretroviraler Therapie sollte seine Vitamin D3-Supplementierung besonders eng mit dem behandelnden Arzt abstimmen und regelmäßige Spiegelkontrollen durchführen lassen. Bei der Einnahme von pflanzlichen Präparaten ist besondere Vorsicht geboten. Johanniskraut beispielsweise kann als Enzyminduktor die Verstoffwechselung von Vitamin D3 beschleunigen [s127]. Patienten sollten daher alle Nahrungsergänzungsmittel und pflanzlichen Präparate mit ihrem Arzt besprechen. Die Wechselwirkungen zwischen Vitamin D3 und Cholesterinsenkern verdienen besondere Aufmerksamkeit. Hohe Vitamin D3-Dosen können die Wirksamkeit bestimmter Statine reduzieren [s128]. Ein praktischer Tipp: Nehmen Sie Vitamin D3 und Cholesterinsenker zu verschiedenen Tageszeiten ein, um mögliche Interaktionen zu minimieren. Für Patienten, die Blutgerinnungshemmer einnehmen, ist die Beachtung des Vitamin K-Haushalts wichtig. Obwohl Vitamin D3 selbst nicht direkt mit Antikoagulanzien interagiert, kann eine veränderte Vitamin K-Aufnahme die Wirkung von Gerinnungshemmern beeinflussen [s128].

Praktische Empfehlungen für Patienten unter hochdosierter Vitamin D3-Therapie:
- Führen Sie eine vollständige Liste aller eingenommenen Medikamente, einschließlich pflanzlicher Präparate
- Informieren Sie alle behandelnden Ärzte über die Vitamin D3-Hochdosistherapie
- Halten Sie festgelegte Einnahmezeiten ein, besonders bei bekannten Interaktionen
- Dokumentieren Sie ungewöhnliche Symptome oder Nebenwirkungen
- Vermeiden Sie eigenständige Dosisanpassungen

Die Kennzeichnung hochdosierter Vitamin D3-Präparate enthält wichtige Warnhinweise zu möglichen Interaktionen [s129]. Diese Informationen sollten sorgfältig gelesen und beachtet werden. Ein strukturierter Medikationsplan, der alle Einnahmezeiten und potenzielle Wechselwirkungen berücksichtigt, kann dabei helfen, die Therapiesicherheit zu erhöhen. Bei komplexen Medikamentenregimen, besonders bei älteren Patienten oder solchen mit mehreren Grunderkrankungen, empfiehlt sich eine pharmazeutische Beratung. Der Apotheker kann potenzielle Interaktionen identifizieren und praktische Empfehlungen zur zeitlichen Staffelung der Einnahme geben. Die regelmäßige Überprüfung der Medikation durch den behandelnden Arzt ist essentiell, da sich Wechselwirkungen oft erst im Verlauf der Therapie manifestieren. Dabei sollten auch nicht verschreibungspflichtige Medikamente und Nahrungsergänzungsmittel berücksichtigt werden, da auch diese den Vitamin D-Stoffwechsel beeinflussen können.

Glossar

Antikoagulanz
Medikamente, die die Blutgerinnung hemmen und zur Vorbeugung von Thrombosen eingesetzt werden

Enzyminduktor
Eine Substanz, die die Bildung bestimmter Enzyme in der Leber steigert und dadurch den Abbau von Medikamenten beschleunigen kann

Proteasehemmer
Medikamente, die bestimmte Enzyme (Proteasen) blockieren und hauptsächlich in der HIV-Therapie eingesetzt werden

Statin
Medikamente zur Senkung der Cholesterinwerte durch Hemmung eines bestimmten Enzyms in der Leber

Zusammenfassung - 2. 2. Hochdosierte Vitamin D3-Supplementierung

- 50% der US-Kinder zwischen 1-5 Jahren und 70% der 6-11-Jährigen weisen einen Vitamin D-Mangel auf
- Patienten mit Morbus Crohn benötigen oft das Drei- bis Vierfache der üblichen Supplementierungsdosis
- Nach bariatrischen Eingriffen werden mindestens 3000 IE täglich empfohlen für einen Zielwert von 28 ng/mL
- Bei Hyperkalzämie durch Überdosierung liegt das Risiko bei 4 Fällen pro 1000 Personen bei 3200-4000 IE täglich
- Die sichere obere Aufnahmegrenze für Kinder von 1-10 Jahren liegt bei 50 Mikrogramm täglich
- Ein 25-Hydroxyvitamin D-Spiegel über 125 nmol/L wird als zu hoch eingestuft
- Nach Therapiebeginn oder Dosisanpassung sollte die erste Kontrolle nach drei Monaten erfolgen
- Bei chronischer Nierenerkrankung Stadium G5 sind Calcium- und Phosphatkontrollen alle 1-3 Monate nötig
- Nach einer Stoßtherapie muss das Serumcalcium nach 1-2 Wochen kontrolliert werden
- Antiepileptika wie Carbamazepin können den Vitamin D-Stoffwechsel durch Enzyminduktion beeinflussen
- HIV-Medikamente, besonders Proteasehemmer, können die Vitamin D-Plasmaspiegel signifikant verändern
- Johanniskraut beschleunigt als Enzyminduktor die Verstoffwechselung von Vitamin D3

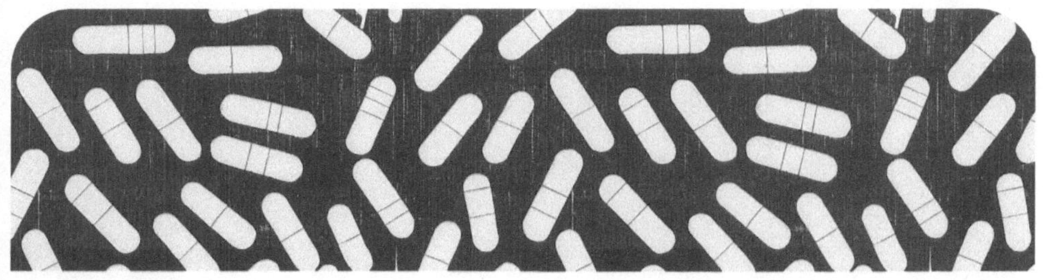

2. 3. Einnahmeformen und Timing

ie richtige Einnahme von Vitamin D3 wirft bei vielen Menschen grundlegende Fragen auf: Welche Darreichungsform ist am besten geeignet? Wann ist der optimale Zeitpunkt für die Einnahme? Sollte das Supplement mit oder ohne Mahlzeit eingenommen werden? Und welche Rolle spielt die Kombination mit anderen Nährstoffen wie Vitamin K2? Die Wahl der passenden Einnahmeform und des richtigen Timings kann einen erheblichen Einfluss auf die Wirksamkeit der Vitamin D3-Supplementierung haben. Dabei spielen nicht nur persönliche Vorlieben eine Rolle, sondern auch wissenschaftliche Erkenntnisse zur Bioverfügbarkeit verschiedener Darreichungsformen und zur optimalen Aufnahme im Körper. Die folgenden Abschnitte bieten evidenzbasierte Antworten auf diese wichtigen Fragen und zeigen praktische Wege auf, wie Sie Ihre Vitamin D3-Supplementierung optimal gestalten können.

„Vitamin D3 kann auch zwei Jahre nach der Einnahme noch positive Effekte auf den Körperspiegel haben.“

2. 3. 1. Tabletten, Kapseln und Tropfen

itamin D3 ist in verschiedenen Darreichungsformen erhältlich, wobei jede Form ihre spezifischen Vor- und Nachteile bietet [s130]. Die am häufigsten verwendeten Formen sind Tabletten, Kapseln und Tropfen, wobei die D3-Form (Cholecalciferol) aufgrund ihrer effizienteren Aufnahme im Dünndarm bevorzugt wird [s131]. Ölige Tropfenlösungen zeigen dabei eine besonders hohe bioverfuegbarkeit im Vergleich zu festen Darreichungsformen [s131]. Dies macht sie besonders interessant für Menschen mit Absorptionsstörungen oder Verdauungsproblemen. Ein praktischer Tipp für die Einnahme von Vitamin D3-Tropfen: Geben Sie diese direkt auf einen Löffel und nehmen Sie sie vorzugsweise zu einer fetthaltigen Mahlzeit ein, da dies die Aufnahme zusätzlich verbessert. Weichkapseln stellen eine weitere beliebte Option dar, da sie das Vitamin D3 bereits in einer öligen Lösung enthalten. Sie sind besonders praktisch für unterwegs und ermöglichen eine präzise Dosierung. Für Menschen mit Schluckbeschwerden können die Kapseln auch vorsichtig angestochen und der Inhalt ausgedrückt werden. Eine innovative Entwicklung sind orodispersible Filme (ODFs), die sich schnell im Mund auflösen und kein Wasser zur Einnahme benötigen [s131]. Diese Form ist besonders für Kinder und ältere Menschen geeignet, da sie leicht einzunehmen ist und eine hohe Akzeptanz findet. Die schnelle Auflösung im Mund führt zudem zu einer rascheren Wirkstofffreisetzung. Die Dosierung variiert je nach Altersgruppe und individuellem Bedarf. Während für die meisten gesunden Erwachsenen eine Tagesdosis von 600 IU ausreicht, benötigen Menschen über 70 Jahre etwa 800 IU täglich [s132]. Säuglinge sollten im ersten Lebensjahr zwischen 200 und 400 IU erhalten [s132]. Ein praktischer Aspekt der Vitamin D3-Supplementierung ist die Möglichkeit der wöchentlichen oder monatlichen Einnahme, da sich der Wirkstoff im Fettgewebe anreichert und bei Bedarf freigesetzt wird [s131]. Für Menschen mit Fettabsorptionsproblemen, Laktoseintoleranz oder Milchallergien ist die Supplementierung besonders wichtig [s132]. In diesen Fällen empfiehlt sich die Verwendung von Tropfen oder speziellen Weichkapseln, die eine optimale Aufnahme gewährleisten. Bei der Auswahl der geeigneten Darreichungsform sollten individuelle Faktoren wie Schluckvermögen, Vorlieben und eventuelle Begleiterkrankungen berücksichtigt werden. Ein praktischer Tipp ist es, die Einnahme in die tägliche Routine zu integrieren, beispielsweise zum Frühstück oder Abendessen, um die regelmäßige

Einnahme nicht zu vergessen. Die Lagerung der Präparate sollte kühl, trocken und lichtgeschützt erfolgen. Besonders bei Tropfen ist nach dem Öffnen auf die begrenzte Haltbarkeit zu achten. Ein praktischer Hinweis: Markieren Sie das Öffnungsdatum auf der Flasche, um die Haltbarkeit im Blick zu behalten. Vitamin D3 wird nach der Einnahme zunächst in den Fettzellen gespeichert und bleibt dort inaktiv, bis der Körper es benötigt [s132]. Die Aktivierung erfolgt durch Hydroxylierung in der Leber und den Nieren [s132], wodurch eine kontinuierliche Versorgung gewährleistet wird, auch wenn die Einnahme nicht täglich erfolgt.

Glossar

Absorptionsstörung
Beeinträchtigung der Aufnahme von Nährstoffen im Verdauungstrakt, oft durch Erkrankungen des Darms verursacht

Hydroxylierung
Chemischer Prozess, bei dem eine Hydroxylgruppe (OH) an ein Molekül angehängt wird, wichtig für die Aktivierung von Vitaminen

orodispersibel
Eine Arzneimittelform, die sich im Mund ohne Wasserzugabe auflöst und über die Mundschleimhaut aufgenommen werden kann

2. 3. 2. Optimaler Zeitpunkt der Einnahme

ie Wahl des optimalen Einnahmezeitpunkts für Vitamin D3 richtet sich sowohl nach saisonalen als auch nach tageszeitlichen Aspekten. Besonders in den Herbst- und Wintermonaten wird eine regelmäßige Supplementierung empfohlen, da in dieser Zeit die körpereigene Vitamin-D-Produktion durch Sonnenlicht deutlich reduziert ist [s133]. Für die meisten Menschen ist eine ganzjährige Supplementierung sinnvoll, besonders wenn sie sich wenig im Freien aufhalten. Die Empfehlung liegt bei einer täglichen Dosis von 10 Mikrogramm (400 IU) für Erwachsene und Kinder über 4 Jahre [s133]. Ein praktischer Ansatz ist es, die Einnahme in die Morgenroutine zu integrieren, da dies den natürlichen Biorhythmus unterstützt. Stellen Sie sich beispielsweise einen Wecker auf Ihrem Smartphone, der Sie täglich zur gleichen Zeit an die Einnahme erinnert. Besondere Beachtung verdient die jahreszeitliche Anpassung der Supplementierung. Während von Ende März bis Ende September die meisten Menschen ihren Vitamin-D-Bedarf durch Sonnenlicht und Ernährung decken können, ist in den dunkleren Monaten eine konsequente Supplementierung wichtig [s133]. Für Athleten und Menschen, die in höheren Breitengraden leben, ist die Winterzeit besonders kritisch. Sie sollten ihre Supplementierung in dieser Zeit besonders gewissenhaft durchführen [s134]. Ein praktischer Tipp für die Dosisanpassung: Führen Sie ein einfaches "Sonnentagebuch", in dem Sie Ihre tägliche Sonnenlichtexposition dokumentieren. Dies hilft Ihnen, die Notwendigkeit der Supplementierung besser einzuschätzen. Menschen, die beispielsweise im Schichtdienst arbeiten oder überwiegend in Innenräumen tätig sind, sollten auch im Sommer supplementieren. Für bestimmte Bevölkerungsgruppen gelten spezielle Empfehlungen. Schwangere und stillende Frauen sollten besonders in den Wintermonaten auf eine ausreichende Versorgung achten [s133]. Kinder im Alter von 1 bis 4 Jahren benötigen ganzjährig eine tägliche Zufuhr von 10 Mikrogramm Vitamin D [s133]. Hier empfiehlt es sich, die Vitamin-D-Gabe mit einer festen Mahlzeit zu verbinden, beispielsweise dem Frühstück. Bei therapeutischen Anwendungen, wie beispielsweise zur Unterstützung der Genesung, können höhere Dosierungen wie 5000 IU täglich über einen definierten Zeitraum von etwa zwei Wochen sinnvoll sein [s135]. Solche höheren Dosierungen sollten jedoch nur nach Rücksprache mit medizinischem Fachpersonal erfolgen. Ein weiterer praktischer Aspekt ist die Koordination der Vitamin-

D-Einnahme mit anderen Supplementen oder Medikamenten. Erstellen Sie sich einen übersichtlichen Einnahmeplan, wenn Sie mehrere Präparate nehmen. Vitamin D3 kann beispielsweise gut zum Frühstück eingenommen werden, idealerweise zusammen mit einer fetthaltigen Mahlzeit. Für Menschen mit unregelmäßigen Tagesabläufen kann es hilfreich sein, die Vitamin-D-Einnahme mit einer anderen täglichen Routine zu verbinden, wie zum Beispiel dem Zähneputzen oder dem morgendlichen Kaffee. Setzen Sie sich realistische Zeiten für die Einnahme und bleiben Sie flexibel – es ist wichtiger, das Supplement regelmäßig einzunehmen, als einen exakten Zeitpunkt einzuhalten. Beachten Sie auch die Bedeutung der Langzeitplanung: Legen Sie sich zu Beginn der Herbst-/Wintersaison einen ausreichenden Vorrat an Vitamin D3 zu. So vermeiden Sie Versorgungslücken durch vergessenes Nachkaufen. Ein praktischer Tipp ist es, sich einen Reminder im Kalender zu setzen, wenn der Vorrat zur Neige geht.

2. 3. 3. Einnahme mit oder ohne Mahlzeit

ie Einnahme von Vitamin D3 in Verbindung mit Mahlzeiten spielt eine wichtige Rolle für die optimale Aufnahme im Körper. Interessanterweise zeigen aktuelle Studien, dass eine fettarme Mahlzeit die Absorption von Vitamin D3 stärker fördert als eine fettreiche Mahlzeit oder die Einnahme ohne Nahrung [s136]. Dies widerspricht der lange vorherrschenden Annahme, dass eine möglichst fettreiche Mahlzeit die beste Option sei. Konkret wurde in Untersuchungen festgestellt, dass die Vitamin D3-Spiegel innerhalb von 12 Stunden nach Einnahme mit einer fettarmen Mahlzeit deutlich höher anstiegen als bei anderen Einnahmeformen [s136]. Ein praktisches Beispiel für eine geeignete fettarme Mahlzeit wäre etwa ein leichtes Frühstück mit Vollkornbrot, magerem Aufschnitt und etwas Gemüse. Vermeiden Sie dabei sehr fettreiche Komponenten wie Butter, Käse oder Wurst mit hohem Fettgehalt. Die Einnahmeempfehlungen können sich je nach Präparat unterscheiden. Während einige Formen wie Calciumcitrat flexibel mit oder ohne Mahlzeit eingenommen werden können, sollten andere Präparate wie Calciumcarbonat bevorzugt während einer Mahlzeit eingenommen werden [s137]. Dies unterstreicht die Wichtigkeit, die Packungsbeilage sorgfältig zu lesen oder sich vom Arzt oder Apotheker beraten zu lassen. Um die Wirksamkeit der Supplementierung zu überwachen, empfiehlt es sich, den Vitamin-D-Spiegel vor Beginn der Einnahme bestimmen zu lassen und nach etwa drei Monaten eine Kontrollmessung durchzuführen [s138]. Dies ermöglicht eine individuelle Anpassung der Dosierung und des Einnahmeschemas. Ein praktischer Tipp: Legen Sie sich einen Kalender an, in dem Sie sowohl die regelmäßige Einnahme als auch die Termine für die Blutuntersuchungen dokumentieren. Für die praktische Umsetzung im Alltag empfiehlt es sich, die Vitamin D3-Einnahme mit einer regelmäßigen Mahlzeit zu verbinden. Wählen Sie beispielsweise das Frühstück oder Mittagessen als festen Einnahmezeitpunkt. Bereiten Sie sich die Portion für die kommende Woche in einem Pillendosierer vor und platzieren Sie diesen sichtbar neben Ihrem Essplatz. Bei der Einnahme mehrerer Nahrungsergänzungsmittel oder Medikamente sollten mögliche Wechselwirkungen beachtet werden. Erstellen Sie sich einen übersichtlichen Einnahmeplan, der die optimalen Abstände zwischen verschiedenen Präparaten berücksichtigt. Hilfreich kann auch eine Erinnerungsfunktion auf dem Smartphone sein, die Sie zur richtigen Zeit an die Einnahme erinnert.

Für Menschen mit unregelmäßigen Essenszeiten, etwa im Schichtdienst, ist es besonders wichtig, eine praktikable Routine zu entwickeln. Eine Möglichkeit wäre, das Vitamin D3-Präparat immer zur ersten größeren Mahlzeit des Tages einzunehmen, unabhängig von der Uhrzeit. Wichtig ist dabei, dass die Mahlzeit nicht zu fettreich ist, um die optimale Absorption zu gewährleisten. Die Regelmäßigkeit der Einnahme ist wichtiger als der exakte Zeitpunkt. Entwickeln Sie daher eine Routine, die zu Ihrem persönlichen Tagesablauf passt. Wenn Sie beispielsweise häufig das Frühstück auslassen, könnte das Mittagessen der bessere Zeitpunkt für die Einnahme sein. Hauptsache ist, dass Sie das Präparat regelmäßig und in Verbindung mit einer angemessenen Mahlzeit zu sich nehmen.

2. 3. 4. Kombination mit Vitamin K2

ie Kombination von Vitamin D3 mit Vitamin K2 gewinnt in der modernen Supplementierung zunehmend an Bedeutung. Wissenschaftliche Studien belegen, dass diese beiden Vitamine synergistisch wirken und sich gegenseitig in ihrer Funktionalität unterstützen [s139]. Besonders wichtig ist dabei die Rolle von Vitamin K2, das als entscheidender Faktor gilt, um Calcium gezielt in die Knochen zu leiten und gleichzeitig unerwünschte Ablagerungen in den Arterien zu verhindern [s140]. Die Einnahme von hochdosiertem Vitamin D3 ohne ausreichende K2-Versorgung kann sogar gesundheitliche Risiken bergen [s140]. Ein praktischer Ansatz ist daher die Verwendung von Kombinationspräparaten, die beide Vitamine in einem ausgewogenen Verhältnis enthalten. Diese sind sowohl als Tabletten als auch in flüssiger Form erhältlich [s141]. Für die optimale Wirksamkeit hat sich eine tägliche Dosis von mindestens 90 Mikrogramm Vitamin K2 als effektiv erwiesen, insbesondere bei postmenopausalen Frauen zur Reduzierung des Knochenverlusts [s142]. Ein praktischer Tipp für den Alltag: Achten Sie beim Kauf von Vitamin D3-Präparaten darauf, dass diese bereits mit K2 angereichert sind, oder ergänzen Sie Ihre Supplementierung entsprechend. Besonders interessant sind die Forschungsergebnisse bei Diabetes-Patienten. Die kombinierte Einnahme beider Vitamine führte zu einer signifikanten Verbesserung der Blutzuckerwerte und der Insulinempfindlichkeit [s143]. Für Diabetiker empfiehlt sich daher, die Supplementierung mit dem behandelnden Arzt abzusprechen und gegebenenfalls die Blutzuckerwerte engmaschiger zu kontrollieren. Die Kombination von Vitamin K2 mit Calcium und Vitamin D3 zeigt besonders positive Effekte auf die Knochendichte der Lendenwirbelsäule [s144]. Ein praktischer Ansatz wäre hier, die Supplementierung morgens mit einem calciumreichen Frühstück zu verbinden. Beispielsweise könnte man die Vitamine zu einem Müsli mit Mandeln und calciumangereicherter Pflanzenmilch einnehmen. Für die langfristige Gesundheit von Knochen und Herz-Kreislauf-System ist die ausgewogene Kombination beider Vitamine von großer Bedeutung [s140]. Dabei gibt es keine bekannten Risiken bei der gleichzeitigen Einnahme - im Gegenteil, die Kombination gilt sogar als sicherer als die alleinige Einnahme von Vitamin D3 [s141]. Ein praktischer Tipp für die Umsetzung: Erstellen Sie sich einen Supplementierungsplan, der beide Vitamine berücksichtigt. Nutzen Sie beispielsweise einen Wochen-Pillendosierer und kombinieren Sie die Einnahme mit einer festen Mahlzeit. Dokumentieren Sie zusätzlich Ihre Einnahme und eventuelle Veränderungen in einem Gesundheitstagebuch. Für Menschen mit erhöhtem Risiko für Osteoporose oder Herz-Kreislauf-Erkrankungen ist die kombinierte Supplementierung besonders relevant [s140]. Ein praktischer Ansatz wäre hier, regelmäßige Knochendichtemessungen durchführen zu lassen und die Supplementierung entsprechend anzupassen. Die Wahl der richtigen K2-Form ist ebenfalls von Bedeutung, da verschiedene Formen unterschiedliche Halbwertszeiten im Körper aufweisen [s140]. Lassen Sie sich hierzu am besten von einem Ernährungsexperten oder Arzt beraten, der Ihre individuelle Situation berücksichtigen kann. Für eine optimale Aufnahme beider Vitamine empfiehlt es sich, sie zusammen mit einer leichten, nicht zu fettreichen Mahlzeit einzunehmen. Ein praktisches Beispiel wäre ein leichtes Frühstück mit Vollkornbrot und magerem Protein, ergänzt durch vitamin-K2-reiche Lebensmittel wie fermentierte Produkte.

Glossar

synergistisch
Beschreibt das Zusammenwirken verschiedener Faktoren, bei dem der Gesamteffekt größer ist als die Summe der Einzeleffekte - wie bei zwei Musikern, die zusammen besser klingen als einzeln

2. 3. 5. Lagerung und Haltbarkeit der Präparate

ie sachgerechte Lagerung von Vitamin D3-Präparaten ist entscheidend für deren Wirksamkeit und Haltbarkeit. Wissenschaftliche Untersuchungen zeigen, dass die Stabilität des Vitamins von verschiedenen Umweltfaktoren beeinflusst wird [s145]. Besonders wichtig ist der Schutz vor direkter Sonneneinstrahlung, Wärme und Feuchtigkeit. Flüssige Vitamin D3-Präparate erfordern besondere Aufmerksamkeit bei der Lagerung. In wässrigen Lösungen ist Vitamin D3 sehr instabil - in destilliertem Wasser fällt die Konzentration bereits nach einem Tag Lagerung bei Raumtemperatur auf unter 10% des ursprünglichen Gehalts [s145]. Ein praktischer Tipp: Bewahren Sie Tropfenpräparate nach dem Öffnen im Kühlschrank auf und notieren Sie das Öffnungsdatum auf der Flasche. Die chemische Stabilität von Vitamin D3 wird stark vom pH-Wert beeinflusst. Das Vitamin ist am stabilsten bei einem pH-Wert über 5, während es unter sauren Bedingungen (pH 1-4) schnell zerfällt [s145]. Für die Praxis bedeutet dies: Vermeiden Sie es, Vitamin D3-Präparate zusammen mit säurehaltigen Getränken wie Fruchtsäften einzunehmen. Bei verschreibungspflichtigen flüssigen Präparaten gewährleisten Hersteller durch eine Überdosierung, dass der Wirkstoffgehalt für mindestens ein Jahr bei 25°C und vier Monate bei 40°C über 90% des deklarierten Wertes bleibt [s146]. Für die häusliche Aufbewahrung empfiehlt sich daher ein kühler Ort mit konstanter Temperatur, beispielsweise ein Medizinschrank im Schlafzimmer. Die Exposition gegenüber Sauerstoff reduziert die Stabilität von Vitamin D3 deutlich [s145]. Ein praktischer Ratschlag: Verschließen Sie die Präparate nach jeder Verwendung sofort wieder sorgfältig und vermeiden Sie häufiges Öffnen der Verpackung. Bei Tropfenflaschen ist es ratsam, diese kopfüber zu lagern, damit der Tropfverschluss mit Flüssigkeit benetzt bleibt und nicht austrocknet. Interessanterweise kann Vitamin D3 auch zwei Jahre nach der Einnahme noch positive Effekte auf den Körperspiegel haben [s147]. Dies unterstreicht die Bedeutung einer korrekten Lagerung, um diese Langzeitwirkung zu gewährleisten. Für die Organisation im Haushalt empfiehlt es sich, einen "First-in-First-out"-Ansatz zu verfolgen: Neue Packungen hinten einordnen, ältere nach vorne stellen. Die Anwesenheit bestimmter Metallionen wie Eisen(II), Kupfer(I) und Kupfer(II) beschleunigt den Abbau von Vitamin D3, wobei Eisen(II) den stärksten negativen Effekt hat [s145]. Praktische Konsequenz: Bewahren Sie Vitamin D3-Präparate nicht zusammen mit eisenhaltigen Supplementen auf und vermeiden Sie metallische Aufbewahrungsbehälter. Für die Messung des Vitamin D-Status im Körper ist es beruhigend zu wissen, dass 25(OH)D unter gängigen Laborbedingungen sehr stabil ist: 4 Stunden bei Raumtemperatur, 24 Stunden bei 2-8°C, 7 Tage bei -20°C und sogar 3 Monate bei -80°C [s148]. Für Patienten bedeutet dies, dass Blutproben auch bei längeren Transportwegen zuverlässige Ergebnisse liefern. Ein praktisches System zur Überwachung der Haltbarkeit: Erstellen Sie eine einfache Tabelle mit allen Vitamin D3-Präparaten im Haushalt, notieren Sie Kaufdatum, Öffnungsdatum und Haltbarkeitsdatum. Überprüfen Sie monatlich die Einträge und entsorgen Sie abgelaufene Präparate sachgerecht.

Glossar

pH-Wert
  Ein Maß für die Konzentration von Wasserstoffionen in einer Lösung, das auf einer Skala von 0 (sehr sauer) bis 14 (sehr basisch) angegeben wird, wobei 7 neutral ist

Zusammenfassung - 2. 3. Einnahmeformen und Timing

- Ölige Tropfenlösungen zeigen die höchste Bioverfügbarkeit bei Vitamin D3
- Orodispersible Filme lösen sich schnell im Mund auf und ermöglichen eine rasche Wirkstofffreisetzung
- Die Aktivierung von Vitamin D3 erfolgt durch Hydroxylierung in Leber und Nieren
- Entgegen früherer Annahmen fördert eine fettarme Mahlzeit die Absorption stärker als eine fettreiche
- Vitamin D3-Spiegel steigen innerhalb von 12 Stunden nach Einnahme mit fettarmer Mahlzeit deutlich an
- Die Kombination von D3 mit K2 verhindert unerwünschte Calciumablagerungen in den Arterien
- 90 Mikrogramm Vitamin K2 täglich reduzieren nachweislich den Knochenverlust bei postmenopausalen Frauen
- Die D3/K2-Kombination verbessert bei Diabetikern Blutzuckerwerte und Insulinempfindlichkeit
- In wässrigen Lösungen fällt die D3-Konzentration nach einem Tag bei Raumtemperatur auf unter 10%
- Vitamin D3 ist am stabilsten bei pH-Werten über 5
- Eisen(II)-Ionen beschleunigen den Abbau von Vitamin D3 am stärksten
- 25(OH)D bleibt 7 Tage bei -20°C und 3 Monate bei -80°C stabil

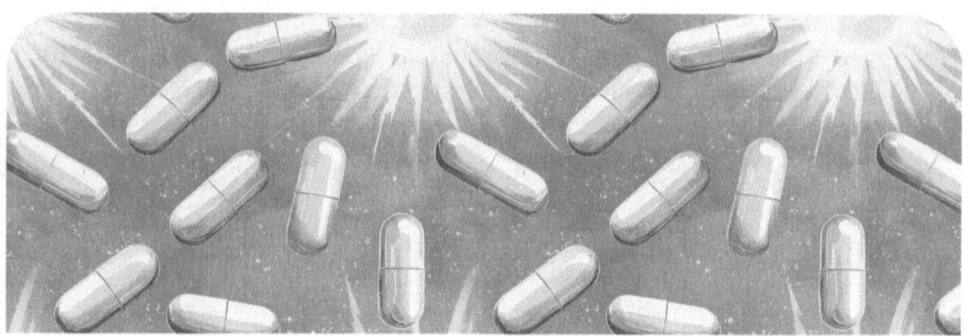

- Die empfohlene Tagesdosis für Erwachsene zwischen 19-70 Jahren beträgt 600 IE, ab 71 Jahren erhöht sich diese auf 800 IE.

- Neuere Forschungen empfehlen höhere Dosen von 1500-2000 IE für einen optimalen 25-Hydroxyvitamin D-Spiegel von mindestens 30 ng/mL.

- Die sichere obere Aufnahmegrenze liegt bei 4000 IE pro Tag, wobei Studien zeigen, dass selbst 5000 IE keine schwerwiegenden Nebenwirkungen verursachen.

- Bei Malabsorptionssyndromen und nach bariatrischen Eingriffen werden mindestens 3000 IE täglich empfohlen.

- Eine hochdosierte Vitamin D3-Supplementierung ohne ausreichende K2-Versorgung kann gesundheitliche Risiken bergen.

- Die Kombination mit Vitamin K2 (mindestens 90 Mikrogramm täglich) ist besonders bei postmenopausalen Frauen effektiv zur Reduzierung des Knochenverlusts.

- In wässrigen Lösungen ist Vitamin D3 sehr instabil - die Konzentration fällt bereits nach einem Tag bei Raumtemperatur auf unter 10%.

- Die chemische Stabilität wird stark vom pH-Wert beeinflusst, am stabilsten ist Vitamin D3 bei einem pH-Wert über 5.

- Vitamin D3 kann auch zwei Jahre nach der Einnahme noch positive Effekte auf den Körperspiegel haben.

- Die Anwesenheit von Metallionen wie Eisen(II), Kupfer(I) und Kupfer(II) beschleunigt den Abbau von Vitamin D3.

- Während diese Fakten zur korrekten Dosierung und Anwendung essentiell sind, werfen sie die spannende Frage auf, welche konkreten gesundheitlichen Vorteile eine optimale Vitamin D3-Versorgung tatsächlich bietet.

3. Wirkungen und Vorteile der Vitamin D3-Supplementierung

ie Wirkungen und Vorteile einer optimalen Vitamin D3-Versorgung erstrecken sich weit über den klassischen Knochenstoffwechsel hinaus. Während die grundlegende Bedeutung für gesunde Knochen seit langem bekannt ist, zeigt die aktuelle Forschung immer deutlicher, wie tiefgreifend dieses Vitamin unsere Gesundheit beeinflusst. Doch welche Mechanismen stehen hinter der vielfältigen Wirkungsweise? Wie genau unterstützt Vitamin D3 unser Immunsystem bei der Abwehr von Krankheitserregern? Die Wissenschaft hat in den letzten Jahren überraschende Zusammenhänge zwischen Vitamin D3-Spiegeln und der Funktion verschiedener Organsysteme aufgedeckt. Von der Modulation der Immunantwort bis zur Regulation von Entzündungsprozessen - die Erkenntnisse werfen neue Fragen auf: Welche Rolle spielt Vitamin D3 bei der Prävention von Autoimmunerkrankungen? Wie lässt sich seine immunmodulierende Wirkung therapeutisch nutzen? Die folgenden Abschnitte beleuchten die wissenschaftlichen Grundlagen und praktischen Aspekte der Vitamin D3-Supplementierung. Sie zeigen auf, wie dieses faszinierende Vitamin unsere Gesundheit auf molekularer Ebene beeinflusst und welche konkreten Vorteile eine optimale Versorgung bietet.

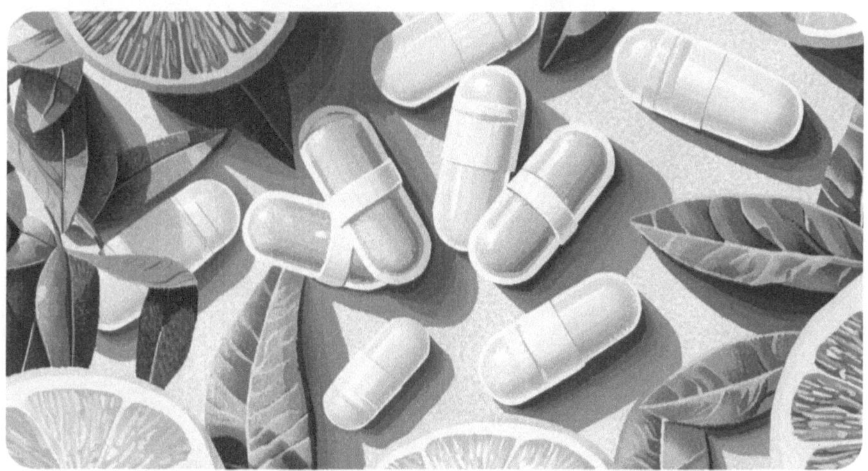

3. 1. Knochengesundheit und Osteoporose-Prävention

ie Bedeutung gesunder Knochen für unsere Lebensqualität wird oft erst dann bewusst, wenn Probleme auftreten. Doch wie entwickelt sich eigentlich die Knochenstärke im Laufe unseres Lebens? Welche Rolle spielt Vitamin D3 bei der Erhaltung der Knochengesundheit, und warum ist seine ausreichende Versorgung besonders im Kindesalter so wichtig? Die Forschung der letzten Jahrzehnte hat gezeigt, dass die Knochengesundheit von einem komplexen Zusammenspiel verschiedener Faktoren abhängt. Dabei stellt sich die Frage, wie wir durch gezielte Maßnahmen unsere Knochen bis ins hohe Alter gesund erhalten können. Welche präventiven Strategien sind wissenschaftlich belegt, und wie lassen sie sich in den Alltag integrieren? Die folgenden Abschnitte beleuchten die faszinierenden Mechanismen der Knochenstärkung und zeigen auf, wie Vitamin D3 zusammen mit anderen Nährstoffen unsere Knochengesundheit nachhaltig unterstützt.

„Die höchste Knochendichte erreicht der Mensch zwischen dem 25. und 35. Lebensjahr."

3. 1. 1. Mechanismus der Knochenstärkung

D er menschliche Knochen ist ein erstaunlich dynamisches Gewebe, das sich in einem kontinuierlichen Prozess der Erneuerung befindet [s149]. Dieser komplexe Mechanismus der Knochenstärkung basiert auf dem ausgewogenen Zusammenspiel verschiedener Zelltypen und Stoffwechselprozesse, die wie ein präzises Uhrwerk ineinandergreifen. Im Zentrum dieses Prozesses stehen zwei Hauptakteure: die knochenaufbauenden <u>Osteoblasten</u> und die knochenabbauenden <u>Osteoklasten</u> [s150]. Stellen Sie sich diese Zellen wie ein Team von Bauarbeitern vor - während die Osteoblasten neues Knochenmaterial aufbauen, entfernen die Osteoklasten altes oder beschädigtes Gewebe. Dieses Gleichgewicht ist entscheidend für die Gesundheit unserer Knochen. Die höchste Knochendichte erreicht der Mensch zwischen dem 25. und 35. Lebensjahr [s151]. Dies verdeutlicht, wie wichtig es ist, bereits in jungen Jahren in die Knochengesundheit zu investieren. Ein praktischer Tipp hierzu: Wer in dieser Lebensphase regelmäßig Sport treibt und sich ausgewogen ernährt, legt gewissermaßen ein "Knochenkonto" für spätere Jahre an.

Calcium spielt dabei eine Schlüsselrolle als Baustein für gesunde Knochen [s152]. Interessanterweise nimmt unser Körper nur 15-20% des aufgenommenen Calciums auf [s151]. Um diese Aufnahme zu optimieren, ist Vitamin D3 unerlässlich. Es funktioniert wie ein Schlüssel, der die Tür zur verbesserten Calciumaufnahme öffnet. Ein praktischer Alltagstipp: Kombinieren Sie calciumreiche Lebensmittel mit einem kurzen Spaziergang in der Sonne, da unser Körper Vitamin D3 durch Sonnenlicht selbst produzieren kann [s153]. Vitamin K ergänzt dieses Zusammenspiel perfekt, indem es die Knochendichte erhöht und

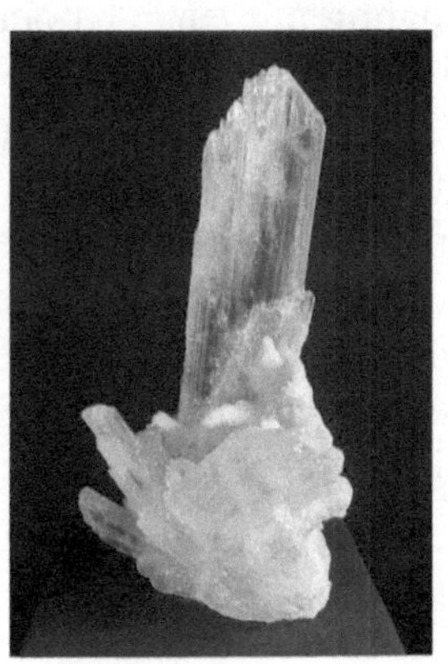

Calcium [i10]

das Frakturrisiko senkt [s154]. Es aktiviert spezielle Proteine wie <u>Osteocalcin</u>, die für die Knochenmineralisierung unverzichtbar sind. In der Praxis bedeutet dies: Eine Ernährung reich an grünem Blattgemüse, das viel Vitamin K enthält, unterstützt aktiv Ihre Knochengesundheit.

Der Vitamin-D-Rezeptor (VDR) spielt eine zentrale Rolle bei der Genregulation für Calcium- und Phosphatstoffwechsel [s155]. Er ist wie ein Dirigent, der das Orchester der Knochenzellen koordiniert. Dabei aktiviert er die Produktion von <u>Osteoprotegerin</u> (OPG) und hemmt <u>RANKL</u>, was den Knochenabbau bremst. Mit zunehmendem Alter verändert sich dieser feine Mechanismus. Die Nierenfunktion nimmt ab, was die Vitamin-D-Aktivierung beeinträchtigt [s156].

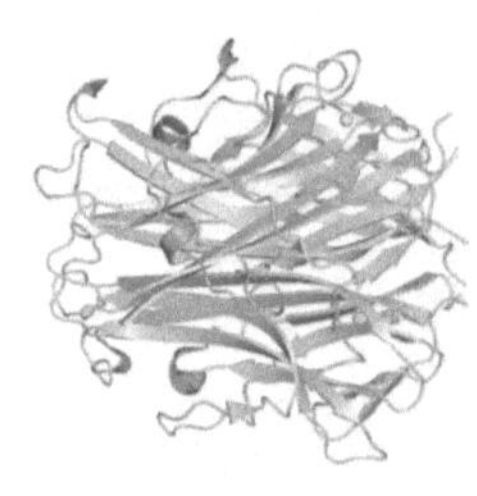

RANKL [i11]

Gleichzeitig sinkt die Calciumaufnahme im Darm. Ein praktischer Ratschlag für ältere Menschen: Lassen Sie regelmäßig Ihre Vitamin-D-Spiegel überprüfen und sprechen Sie mit Ihrem Arzt über eine mögliche Supplementierung. Östrogen spielt besonders bei Frauen eine wichtige Rolle für die Knochengesundheit [s157]. Nach der Menopause, wenn der Östrogenspiegel sinkt, steigt das Risiko für Osteoporose. Ein aktiver Lebensstil mit regelmäßiger Bewegung kann hier gegensteuern. Praktische Übungen wie Treppensteigen oder moderates Krafttraining sind effektive Maßnahmen zur Knochenstärkung. Entzündungsprozesse können den Knochenabbau beschleunigen [s157]. Daher ist es wichtig, entzündungsfördernde Faktoren wie Rauchen zu vermeiden [s151]. Ein ausgewogener Lebensstil mit ausreichend Schlaf und Stressmanagement unterstützt die Knochengesundheit zusätzlich. Für eine optimale Vitamin-D-Versorgung empfehlen Experten eine sensible Sonnenexposition von 5-10 Minuten für Arme und Beine oder Gesicht, 2-3 Mal pro Woche [s153]. Dies sollte mit einer ausgewogenen Ernährung kombiniert werden, die reich an Calcium, Vitamin D und Protein ist [s151].

Glossar

Osteoblast

Spezialisierte Knochenzellen, die aus Stammzellen entstehen und durch die Produktion von Kollagen und anderen Proteinen neue Knochensubstanz bilden

Osteocalcin

Ein von Osteoblasten produziertes Protein, das Calcium bindet und für die Bildung von Hydroxylapatit-Kristallen im Knochen wichtig ist

Osteoclast

Mehrkernige Riesenzellen, die durch Ausscheidung von Säuren und Enzymen altes Knochengewebe auflösen können

Osteoprotegerin

Ein Protein, das als natürlicher Schutzmechanismus gegen übermäßigen Knochenabbau wirkt, indem es den RANKL-Signalweg blockiert

RANKL

Ein Signalmolekül, das die Entwicklung und Aktivierung von knochenabbauenden Zellen steuert und bei erhöhter Aktivität zu Knochenverlust führen kann

3. 1. 2. Reduzierung des Frakturrisikos

ie Reduzierung des Frakturrisikos erfordert einen ganzheitlichen Ansatz, der verschiedene präventive Maßnahmen kombiniert. Wissenschaftliche Studien belegen eindrucksvoll, dass die gemeinsame Supplementierung von Calcium und Vitamin D das Gesamtfrakturrisiko um 15% und das spezifische Risiko für Hüftfrakturen sogar um 30% senken kann [s158]. Diese Erkenntnis ist besonders relevant für ältere Menschen, da etwa ein Drittel der über 65-Jährigen mindestens einmal im Jahr stürzt, wobei 5-6% dieser Stürze zu Frakturen führen können [s159]. Ein wesentlicher Baustein zur Frakturprävention ist die regelmäßige Überprüfung des Vitamin D-Status durch Messung des Plasma 25(OH)D-Spiegels [s160]. Dies ist besonders wichtig bei Menschen mit erhöhtem Frakturrisiko oder bestehenden Knochenerkrankungen. Als Orientierung gilt: Werte unter 25 nmol/L weisen auf einen Mangel hin, während Werte zwischen 25-50 nmol/L in vielen Fällen als unzureichend eingestuft werden [s160]. Ein praktischer Tipp für den Alltag: Lassen Sie Ihre Vitamin D-Werte regelmäßig beim Hausarzt überprüfen, besonders in den sonnenarmen Wintermonaten. Die optimale Dosierung von Vitamin D spielt eine entscheidende Rolle. Studien zeigen, dass eine tägliche Einnahme von 800-1000 ie Vitamin D das Sturzrisiko um beachtliche 22% reduzieren kann [s159]. Interessanterweise ist die regelmäßige tägliche Einnahme dabei wirksamer als eine sporadische Hochdosistherapie. Wichtig zu beachten: Sehr hohe Vitamin D-Dosen können in den ersten Monaten nach der Einnahme paradoxerweise das Sturz- und Frakturrisiko erhöhen [s160]. Für postmenopausale Frauen und Männer ab 50 Jahren, die ein erhöhtes Osteoporose- oder Frakturrisiko aufweisen, ist eine ausgewogene, nährstoffreiche Ernährung von besonderer Bedeutung [s161]. Ein praktischer Ernährungsplan könnte beispielsweise täglich folgende Komponenten enthalten: fettarme Milchprodukte, grünes Blattgemüse, fettreicher Fisch und Vollkornprodukte. Ein wesentlicher Aspekt der Frakturprävention ist die systematische Sturzbewertung [s161]. Diese sollte bei allen Patienten mit Osteoporose oder vorausgegangenen Frakturen durchgeführt werden. Dabei werden verschiedene Risikofaktoren wie Sehkraft, Medikation, häusliche Umgebung und Beweglichkeit beurteilt. Ein praktischer Tipp: Entfernen Sie Stolperfallen in Ihrer Wohnung wie lose Teppiche oder Kabel und sorgen Sie für ausreichende Beleuchtung. Die Leitlinien zur Osteoporose-Prävention empfehlen eine umfassende Risikobewertung bei Personen mit klinischen Risikofaktoren für fragilitaetsfrakturen [s162]. Dies beinhaltet die Messung der Knochendichte und gegebenenfalls weiterführende Untersuchungen. Ein wichtiger praktischer Hinweis: Erstellen Sie gemeinsam mit Ihrem Arzt eine Liste Ihrer persönlichen Risikofaktoren, wie beispielsweise familiäre Vorbelastung, Medikamenteneinnahme oder frühere Frakturen [s163]. Die Prävention von Frakturen erfordert einen integrierten Versorgungsansatz [s162]. Dieser umfasst neben der medikamentösen Therapie auch gezielte Bewegungsprogramme zur Verbesserung von Kraft und Gleichgewicht. Ein effektives Übungsprogramm könnte beispielsweise aus einer Kombination von Tai Chi für das Gleichgewicht, leichtem Krafttraining für die Muskulatur und regelmäßigen Spaziergängen bestehen. Eine große Meta-Analyse mit über 30.970 Teilnehmern bestätigt die Wirksamkeit der kombinierten Supplementierung von Mineralstoffen und Vitaminen zur Frakturprävention [s164]. Diese wissenschaftliche Evidenz unterstreicht die Bedeutung einer ganzheitlichen Präventionsstrategie, die Ernährung, Bewegung und gegebenenfalls Supplementierung umfasst.

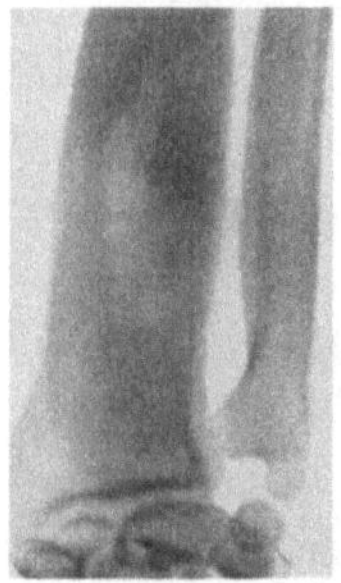

Fragilitätsfrakturen [i12]

3. 1. 3. Zusammenspiel mit Calcium

as komplexe Zusammenspiel zwischen Calcium und anderen Nährstoffen im Körper gleicht einem fein abgestimmten Orchester. Calcium, als häufigster Mineralstoff im menschlichen Körper, ist zu 99% in unseren Knochen und Zähnen gespeichert [s165]. Doch die optimale Verwertung dieses wichtigen Minerals hängt von verschiedenen Faktoren ab. Der Calcium-Stoffwechsel funktioniert nicht isoliert, sondern ist das Ergebnis einer ausgeklügelten Zusammenarbeit zwischen Calcium, Phosphor, Vitamin D und Proteinen [s165]. Fehlt beispielsweise Vitamin D, reagiert der Körper mit einer erhöhten Produktion von parathormon (PTH), was wiederum den Knochenabbau beschleunigt und das Osteoporose-Risiko steigert [s166]. Ein praktischer Tipp für den Alltag: Achten Sie bei der Einnahme von Calcium-Präparaten immer auch auf eine ausreichende Vitamin D-Versorgung, um die optimale Aufnahme und Verwertung zu gewährleisten. Interessanterweise spielen auch Mikroorganismen in unserem Darm eine wichtige Rolle bei der Calciumaufnahme [s167]. Die Darm-Mikrobiota beeinflusst durch verschiedene Mechanismen, wie gut Mineralstoffe aus der Nahrung aufgenommen werden können. Ein wichtiger Faktor dabei ist die Senkung des pH-Werts im Darm [s167]. Um diese natürlichen Prozesse zu unterstützen, empfiehlt sich der regelmäßige Verzehr fermentierter Milchprodukte. Diese enthalten nicht nur Calcium, sondern auch nützliche Probiotika, die nachweislich den altersbedingten Knochenschwund verringern können [s168]. Die alleinige Einnahme von Calciumpräparaten reicht zur Osteoporose-Prävention häufig nicht aus und kann in manchen Fällen sogar kontraproduktiv sein [s169]. Neue Forschungen zeigen vielversprechende Ergebnisse für die Kombination von Calcium mit Chondroitin-Sulfat. Diese Kombination kann die Knochendichte erhöhen und die Calciumkonzentration speziell im Oberschenkelknochen (Femur) verbessern [s169]. Ein praktischer Ansatz wäre, die Calciumversorgung über verschiedene Quellen sicherzustellen: Zum Beispiel morgens ein Naturjoghurt mit Beeren, mittags ein Portion grünes Blattgemüse und abends ein Glas fermentierte Buttermilch.

Die Wechselwirkungen zwischen Darmbakterien und Mineralstoffen können auch die Produktion von Hormonen beeinflussen, die den Calciumstoffwechsel regulieren [s167]. Ein gesundes Darmmikrobiom trägt somit indirekt zur Knochengesundheit bei. Praktische Maßnahmen zur Förderung einer gesunden Darmflora sind:
- Regelmäßiger Verzehr fermentierter Lebensmittel wie Kefir, Joghurt oder Sauerkraut
- Eine ballaststoffreiche Ernährung mit viel Gemüse und Vollkornprodukten
- Vermeidung von übermäßigem Zucker- und Alkoholkonsum

Probiotika können dabei helfen, den Mineralstoffhaushalt zu verbessern und Störungen des Parathormonspiegels vorzubeugen [s168]. Ein ausgewogenes Verhältnis der Darmbakterien unterstützt nicht nur die Calciumaufnahme, sondern kann auch altersbedingte Erhöhungen der Knochenresorption abschwächen [s168]. Ein praktischer Tipp: Kombinieren Sie calciumreiche Lebensmittel mit probiotischen Produkten, beispielsweise in Form eines Müslis mit Joghurt und calciumreichen Nüssen. Die optimale Calciumversorgung ist also ein komplexes Zusammenspiel verschiedener Faktoren, bei dem neben der reinen Calciumzufuhr auch die Darmgesundheit, die Vitamin D-Versorgung und weitere Nährstoffe eine wichtige Rolle spielen. Ein ganzheitlicher Ansatz zur Knochengesundheit sollte all diese Aspekte berücksichtigen.

Glossar

Chondroitin-Sulfat

Ein natürlicher Bestandteil des Knorpelgewebes, der als Nahrungsergänzungsmittel verwendet wird. Es unterstützt die Bildung und Erhaltung der Knorpelsubstanz.

Knochenresorption

Der natürliche Abbau von Knochengewebe durch spezielle Zellen (Osteoklasten). Dieser Prozess ist Teil des normalen Knochenumbaus, kann aber bei Störungen überhand nehmen.

Mikrobiota

Die Gesamtheit aller Mikroorganismen, die den menschlichen Darm besiedeln. Sie besteht aus über 100 Billionen Bakterien und über 1000 verschiedenen Arten.

Probiotika

Lebende Mikroorganismen, die in ausreichender Menge positive gesundheitliche Wirkungen haben. Sie können sich im Darm ansiedeln und das natürliche Gleichgewicht der Darmflora unterstützen.

3. 1. 4. Prävention von Rachitis bei Kindern

Die Prävention von <u>Rachitis</u> bei Kindern ist ein wichtiges Gesundheitsthema, das durch gezielte Maßnahmen vollständig vermeidbar ist [s170]. Diese Erkrankung, die die Knochenentwicklung bei Kindern beeinträchtigt, kann durch eine ausreichende Vitamin-D-Versorgung effektiv verhindert werden. Besonders wichtig ist die Prävention bereits während der Schwangerschaft. Werdende Mütter sollten täglich 600-1000 IU Vitamin D einnehmen [s170] [s171]. Dies ist vergleichbar mit einem 20-30-minütigen Spaziergang an einem sonnigen Tag, wobei Gesicht und Arme der Sonne ausgesetzt sind. Ein praktischer Tipp für Schwangere: Führen Sie einen "Vitamin D-Spaziergang" in Ihre tägliche Routine ein, am besten vormittags oder am frühen Nachmittag. Für Neugeborene und Säuglinge gelten besondere Empfehlungen. Stillkinder sollten im ersten Lebensjahr täglich 400-800 IU Vitamin D erhalten [s170] [s171]. Dies ist besonders wichtig, da Muttermilch allein nicht ausreichend Vitamin D enthält [s172]. Ein praktischer Ratschlag für stillende Mütter: Legen Sie die Vitamin D-Tropfen für das Baby neben die Stillutensilien, um die tägliche Gabe nicht zu vergessen. Bei Säuglingen, die mit Formulanahrung ernährt werden, wird eine zusätzliche Supplementierung von 400 IU Vitamin D pro Tag empfohlen [s171]. Dies gilt zusätzlich zu dem bereits in der Säuglingsnahrung enthaltenen Vitamin D. Eltern sollten die Vitamin D-Gabe idealerweise mit einer festen Tagesroutine verbinden, beispielsweise mit der morgendlichen Flasche. Für Frühgeborene gelten spezielle Empfehlungen: Sie benötigen täglich 400 IU Vitamin D und 150-220 mg/kg Calcium [s173]. Diese erhöhte Zufuhr ist wichtig, da Frühgeborene besonders anfällig für Vitamin-D-Mangel sind. Ein praktischer Hinweis für Eltern von Frühgeborenen: Führen Sie ein Ernährungstagebuch, um die tägliche Vitamin- und Mineralstoffzufuhr im Blick zu behalten. Mit zunehmendem Alter ändern sich die Empfehlungen. Kinder von 1 bis 18 Jahren sollten täglich 600 IU Vitamin D und 600-800 mg Calcium zu sich nehmen [s173]. Dies kann durch eine ausgewogene Ernährung und regelmäßige Bewegung im Freien unterstützt werden. Ein konkreter Vorschlag: Richten Sie "Outdoor-Spielzeiten" ein, idealerweise zwischen 10 und 15 Uhr, wenn die UV-Strahlung für die körpereigene Vitamin-D-Produktion optimal ist. Bei Risikogruppen, wie Kindern mit eingeschränkter Sonnenexposition oder <u>Malabsorptionsstörungen</u>, können höhere Dosen von 400-1000 IU Vitamin

D täglich erforderlich sein [s173]. In solchen Fällen ist eine regelmäßige Kontrolle der Vitamin-D-Spiegel durch den Kinderarzt besonders wichtig. Bei bereits bestehendem Vitamin-D-Mangel ist eine intensivierte Therapie notwendig. Betroffene Kinder benötigen dann 2000 IU täglich oder 50.000 IU wöchentlich über einen Zeitraum von 6 Wochen [s174]. Anschließend erfolgt eine Erhaltungstherapie mit 1000 IU täglich. Die Prävention von Rachitis erfordert einen ganzheitlichen Ansatz, der Ernährung, Supplementierung und Lebensstil berücksichtigt [s170]. Eltern sollten dabei eng mit ihrem Kinderarzt zusammenarbeiten und regelmäßige Vorsorgeuntersuchungen wahrnehmen. Ein praktischer Tipp: Erstellen Sie einen "Präventionskalender", der Termine für Vorsorgeuntersuchungen, Vitamin-D-Supplementierung und regelmäßige Outdoor-Aktivitäten enthält.

Glossar

Malabsorption

Eine Störung der Aufnahme von Nährstoffen im Darm, die verschiedene Ursachen haben kann, wie zum Beispiel Zöliakie oder chronisch entzündliche Darmerkrankungen.

Rachitis

Eine Erkrankung, die durch mangelnde Mineralisierung des Knochens gekennzeichnet ist und zu Verformungen des Skeletts führen kann. Typische Anzeichen sind O-Beine, X-Beine und eine verzögerte Entwicklung der Fontanelle.

Zusammenfassung - 3. 1. Knochengesundheit und Osteoporose-Prävention

- Die höchste Knochendichte wird zwischen dem 25. und 35. Lebensjahr erreicht.
- Der Körper nimmt nur 15-20% des aufgenommenen Calciums auf.
- Der Vitamin-D-Rezeptor (VDR) reguliert den Calcium- und Phosphatstoffwechsel durch Genregulation.
- Osteoprotegerin (OPG) und RANKL sind Schlüsselfaktoren bei der Kontrolle des Knochenabbaus.
- Eine kombinierte Supplementierung von Calcium und Vitamin D senkt das Gesamtfrakturrisiko um 15% und das Hüftfrakturrisiko um 30%.
- Etwa ein Drittel der über 65-Jährigen stürzt mindestens einmal jährlich, wobei 5-6% dieser Stürze zu Frakturen führen.
- Eine tägliche Einnahme von 800-1000 IE Vitamin D reduziert das Sturzrisiko um 22%.
- Die Darm-Mikrobiota beeinflusst die Mineralstoffaufnahme durch pH-Wert-Senkung im Darm.
- Chondroitin-Sulfat in Kombination mit Calcium verbessert die Knochendichte speziell im Oberschenkelknochen.
- Probiotika können altersbedingte Erhöhungen der Knochenresorption abschwächen.
- Frühgeborene benötigen täglich 400 IE Vitamin D und 150-220 mg/kg Calcium.
- Bei Vitamin-D-Mangel ist eine Intensivtherapie mit 2000 IE täglich oder 50.000 IE wöchentlich über 6 Wochen erforderlich.

3. 2. Immunsystem und Infektabwehr

ie Rolle des Immunsystems bei der Abwehr von Krankheitserregern ist von fundamentaler Bedeutung für unsere Gesundheit. Doch wie genau unterstützt Vitamin D3 dieses komplexe Abwehrsystem? Welche Mechanismen werden durch eine ausreichende Vitamin D3-Versorgung positiv beeinflusst? Die Forschung der letzten Jahre hat überraschende Zusammenhänge zwischen dem Vitamin D3-Status und der Funktionsfähigkeit verschiedener Immunzellen aufgedeckt. Von der Stärkung der angeborenen Immunität über die Modulation von T- und B-Zellen bis hin zur Regulierung von Entzündungsprozessen – die Wirkungen von Vitamin D3 auf das Immunsystem sind vielfältig und komplex. Aktuelle Studien zeigen, dass ein optimaler Vitamin D3-Spiegel nicht nur das Infektionsrisiko senken kann, sondern auch maßgeblich zur Regulation überschießender Immunreaktionen beiträgt. Die folgenden Abschnitte beleuchten die verschiedenen Mechanismen dieser faszinierenden Wechselwirkung zwischen Vitamin D3 und unserem Immunsystem.

„Epidemiologische Studien belegen einen deutlichen Zusammenhang zwischen Vitamin D-Mangel und erhöhter Infektanfälligkeit, besonders bei Atemwegserkrankungen."

3. 2. 1. Stärkung der angeborenen Immunität

ie Stärkung der angeborenen Immunität ist ein komplexer Prozess, der durch verschiedene Faktoren beeinflusst werden kann. Besonders Vitamin D spielt dabei eine Schlüsselrolle, indem es direkt mit den Immunzellen interagiert und deren Funktionen optimiert [s175]. Diese Interaktion erfolgt über spezielle Vitamin D-Rezeptoren auf den Immunzellen, die bei ausreichender Vitamin D-Versorgung die Produktion wichtiger antimikrobieller Peptide wie Cathelicidin und Defensine ankurbeln. Ein besonders wichtiger Aspekt ist die Wechselwirkung zwischen Darmmikrobiota und Immunsystem [s176]. Die Darmflora produziert dabei essenzielle B-Vitamine, die für die Immunhomöostase unverzichtbar sind. Um diese Prozesse zu unterstützen, empfiehlt sich eine ballaststoffreiche Ernährung mit fermentierten Lebensmitteln wie Sauerkraut oder Kefir. Diese fördern eine gesunde Darmflora und damit indirekt auch das Immunsystem. Die Forschung zeigt, dass β-Glucane als natürliche Immuntrainer fungieren können [s177]. Sie bereiten das Immunsystem gewissermaßen auf künftige Infektionen vor, ähnlich einem präventiven Training. Praktisch lässt sich dies durch den regelmäßigen Verzehr von Pilzen wie Shiitake oder Austernpilzen umsetzen, die reich an β-Glucanen sind. Vitamin C und Zink erweisen sich als wichtige Partner in der Immunabwehr [s178]. Vitamin C verbessert dabei die Aktivität der natürlichen Killerzellen und unterstützt die Lymphozytenproliferation. Ein Zinkmangel hingegen kann die Funktion der Immunzellen deutlich beeinträchtigen. Eine ausgewogene Ernährung mit viel frischem Obst und Gemüse sowie hochwertigen tierischen Produkten kann hier vorbeugend wirken. Besonders interessant ist die lokale Produktion von aktivem Vitamin D direkt an Infektionsstellen [s179]. Dies geschieht durch das Enzym CYP27B1 in Immunzellen und führt zur Bildung von 1,25-Dihydroxyvitamin D, das die Expression antimikrobieller Peptide stimuliert. Um diesen Mechanismus zu unterstützen, ist eine regelmäßige Sonnenexposition von 15-20 Minuten täglich (unter Berücksichtigung des Hauttyps) empfehlenswert. Die Aktivierung der Mustererkennungsrezeptoren (PRRs) auf Immunzellen ist ein weiterer wichtiger Mechanismus der angeborenen Immunität [s180]. Pflanzenbasierte Immunmodulatoren können diese natürliche Abwehr zusätzlich stimulieren. Praktisch lässt sich dies durch den Konsum von immunstärkenden Kräutern wie Echinacea oder Ingwer umsetzen. Epidemiologische Studien belegen einen deutlichen Zusammenhang zwischen Vitamin D-Mangel und erhöhter Infektanfälligkeit [s181]. Dies zeigt sich besonders bei Atemwegserkrankungen. In den Wintermonaten, wenn die natürliche Vitamin D-Bildung durch Sonnenlicht eingeschränkt ist, kann eine gezielte Supplementierung sinnvoll sein. Die Modulation der Immunantwort durch Vitamin D [s182] äußert sich auch in der Fähigkeit, überschießende Entzündungsreaktionen zu dämpfen und gleichzeitig die Produktion schützender anti-inflammatorischer Zytokine zu fördern. Dies ist besonders wichtig bei der Prävention von Autoimmunerkrankungen und schweren Infektionsverläufen.

Praktische Empfehlungen zur Stärkung der angeborenen Immunität umfassen:
- Regelmäßige moderate Bewegung an der frischen Luft
- Ausreichend Schlaf (7-9 Stunden)
- Stressreduktion durch Entspannungstechniken
- Ausgewogene Ernährung mit vielen Vollkornprodukten, Hülsenfrüchten und buntem Gemüse
- Regelmäßiger Konsum fermentierter Lebensmittel
- Ausreichende Flüssigkeitszufuhr (etwa 30-35 ml pro kg Körpergewicht)

Diese Maßnahmen unterstützen synergetisch die verschiedenen Mechanismen der angeborenen Immunität und tragen zu einer robusten Immunabwehr bei.

Glossar

Cathelicidin

Ein körpereigenes Protein mit antibiotischer Wirkung, das die Zellmembranen von Bakterien, Viren und Pilzen zerstören kann

Immunhomöostase

Das ausgewogene Gleichgewicht des Immunsystems, das zwischen Abwehrbereitschaft und Toleranz pendelt

Lymphozytenproliferation

Die Vermehrung von bestimmten weißen Blutkörperchen als Reaktion auf Krankheitserreger

Mustererkennungsrezeptoren

Sensoren des Immunsystems, die typische Strukturen von Krankheitserregern erkennen können

Zytokine

Botenstoffe des Immunsystems, die die Kommunikation zwischen verschiedenen Immunzellen ermöglichen

3. 2. 2. Einfluss auf T-Zellen und B-Zellen

ie Wirkung von Vitamin D3 auf T- und B-Zellen ist ein faszinierender Prozess, der maßgeblich zur Regulation unseres Immunsystems beiträgt. Besonders bemerkenswert ist dabei die differenzierte Steuerung verschiedener Immunzelltypen, die für eine ausgewogene Immunantwort sorgt [s183]. Ein wichtiger Aspekt ist die Beeinflussung der T-regulatorischen Zellen (Tregs), deren Anzahl durch Vitamin D3 erhöht wird. Diese Tregs fungieren als natürliche "Bremsen" des Immunsystems und verhindern überschießende Immunreaktionen [s184]. Dies ist besonders relevant bei der Prävention von Autoimmunerkrankungen. Menschen mit erhöhtem Risiko für Autoimmunerkrankungen sollten daher besonders auf ihre Vitamin D3-Versorgung achten, beispielsweise durch regelmäßige Aufenthalte im Freien während der Mittagszeit - natürlich unter Berücksichtigung eines angemessenen Sonnenschutzes. Die Forschung zeigt auch eine interessante Wechselwirkung zwischen Vitamin D3 und der IgA-Produktion im Dünndarm [s183]. IgA ist ein wichtiger Antikörper, der besonders die Schleimhäute schützt. Um diese schützende Wirkung zu unterstützen, empfiehlt sich eine darmfreundliche Ernährung mit prebiotischen Lebensmitteln wie Chicorée, Topinambur oder Artischocken. Diese fördern die gesunde Darmflora und unterstützen damit indirekt die IgA-Produktion. Ein weiterer bedeutender Effekt von Vitamin D3 ist die Modulation der T-Helferzellen vom Typ 17 (Th17) [s184]. Diese Zellen spielen eine wichtige Rolle bei Entzündungsprozessen, und ihre kontrollierte Aktivität ist essentiell für eine ausgewogene Immunantwort. In der Praxis kann diese ausgleichende Wirkung durch regelmäßige moderate Bewegung unterstützt werden, da körperliche Aktivität ebenfalls zur Regulation der Immunfunktion beiträgt. Besonders interessant ist die Rolle von Vitamin D3 während der Schwangerschaft [s184]. An der fetomaternalen Schnittstelle wirkt es als Schlüsselregulator der Immunfunktion und sorgt für ein ausgewogenes Verhältnis zwischen Infektabwehr und Toleranz. Schwangere sollten daher ihren Vitamin D3-Status regelmäßig überprüfen lassen und gegebenenfalls nach Rücksprache mit ihrem Arzt supplementieren. Die Lymphozytenzahl wird durch Vitamin D3-Supplementierung positiv beeinflusst, wie Studien zeigen [s183]. Dies ist besonders in Zeiten erhöhter Infektgefahr relevant. Um diese Wirkung zu unterstützen, empfiehlt sich eine ausgewogene Ernährung reich an Antioxidantien, wie sie beispielsweise in buntem Gemüse und Beeren zu finden sind. Die Regulation der B-Zell-Aktivität durch Vitamin D3 zeigt sich in einer kontrollierten Proliferation und Differenzierung [s184]. Dies ist wichtig für eine ausgewogene Antikörperproduktion. In der Praxis kann diese Funktion durch ausreichenden und qualitativ hochwertigen Schlaf unterstützt werden, da während der Nachtruhe wichtige Regenerationsprozesse des Immunsystems stattfinden. Die komplexe Interaktion zwischen Vitamin D3 und dem adaptiven Immunsystem verdeutlicht die Notwendigkeit einer ganzheitlichen Betrachtung der Immungesundheit. Neben der Vitamin D3-Versorgung spielen auch Faktoren wie Stressmanagement, ausreichende Hydration und eine ausgewogene Work-Life-Balance eine wichtige Rolle für ein optimal funktionierendes Immunsystem.

Glossar

Immunglobulin A

Ein Y-förmiges Eiweiß, das als erste Verteidigungslinie auf Schleimhäuten wie Nase, Mund und Darm arbeitet und Krankheitserreger abfängt.

Lymphozyt

Kleine weiße Blutkörperchen, die sich auf das Erkennen und Bekämpfen bestimmter Krankheitserreger spezialisiert haben.

T-regulatorische Zellen

Spezielle weiße Blutkörperchen, die wie ein Dirigent andere Immunzellen steuern und überwachen. Sie können schädliche Immunreaktionen stoppen.

3. 2. 3. Reduzierung des Infektionsrisikos

ie Reduzierung des Infektionsrisikos basiert auf einem komplexen Zusammenspiel verschiedener Faktoren, wobei die ausreichende Versorgung mit essentiellen Mikronährstoffen eine zentrale Rolle spielt [s185]. Besonders in Zeiten erhöhter Infektionsgefahr ist eine optimale Nährstoffversorgung von entscheidender Bedeutung. Studien zeigen, dass Menschen mit einem ausgeprägten Mangel an bestimmten Mikronährstoffen durch gezielte supplementierung ihr Infektionsrisiko um bis zu 44% senken können [s186]. Dies verdeutlicht das enorme Präventionspotenzial einer optimierten Nährstoffversorgung. Um dieses Potenzial im Alltag zu nutzen, empfiehlt sich eine vielseitige Ernährung mit besonderem Fokus auf nährstoffreiche Lebensmittel. Konkret bedeutet dies beispielsweise, täglich mindestens fünf Portionen verschiedenfarbiges Obst und Gemüse zu verzehren, wobei jede Farbe für unterschiedliche Mikronährstoffe steht. Die Forschung hat gezeigt, dass insbesondere die Vitamine A, D, C, E, B6 und B12 sowie Folat, Zink, Eisen, Kupfer und Selen synergistisch zusammenwirken, um die Immunabwehr zu stärken [s185]. Ein praktischer Ansatz zur Optimierung der Versorgung ist die Entwicklung eines persönlichen "Immunschutz-Speiseplans". Dieser sollte gezielt nährstoffreiche Lebensmittel kombinieren - beispielsweise Kürbiskerne für Zink, Paranüsse für Selen und Zitrusfrüchte für Vitamin C. Besondere Aufmerksamkeit verdient die Rolle der Omega-3-Fettsäuren bei der Infektabwehr [s187]. Diese essentiellen Fettsäuren unterstützen die Auflösung von Entzündungsprozessen und optimieren dadurch die Immunantwort. In der praktischen Umsetzung bedeutet dies, zweimal wöchentlich fetten Seefisch zu verzehren oder bei veganer Ernährung auf hochwertige Algenöle zurückzugreifen. Ein innovativer Ansatz zur Infektionsprävention ist die Kombination von Vitamin D-Supplementierung mit gezielten therapeutischen Maßnahmen [s188]. Dies kann besonders bei der Prävention von Atemwegserkrankungen von Bedeutung sein. Im Alltag lässt sich dies durch eine Kombination aus regelmäßiger Bewegung an der frischen Luft - idealerweise 30-60 Minuten täglich - und einer bedarfsgerechten Vitamin D-Supplementierung umsetzen. Wichtig ist auch die Berücksichtigung individueller Risikofaktoren. Bestimmte Bevölkerungsgruppen haben einen erhöhten Mikronährstoffbedarf oder eine unzureichende Aufnahme [s185]. Dies betrifft beispielsweise ältere Menschen, Schwangere oder Personen mit chronischen Erkrankungen. Für diese Gruppen kann eine gezielte Supplementierung unter ärztlicher Aufsicht sinnvoll sein. Ein oft unterschätzter Aspekt der Infektionsprävention ist die Bedeutung der Darmgesundheit. Eine ausgewogene Darmflora unterstützt die Immunfunktion maßgeblich. Praktisch lässt sich dies durch den regelmäßigen Verzehr fermentierter Lebensmittel wie Kefir, Kimchi oder Sauerkraut sowie den Konsum präbiotischer Ballaststoffe umsetzen. Die Implementierung dieser präventiven Maßnahmen sollte idealerweise ganzjährig erfolgen, wobei in den Wintermonaten besondere Aufmerksamkeit auf die Vitamin D-Versorgung gelegt werden sollte. Ein praktischer Ansatz ist die Entwicklung einer persönlichen "Immunschutz-Routine", die neben der Ernährung auch ausreichend Schlaf, regelmäßige Bewegung und Stressmanagement umfasst. Die Kosteneffizienz der Mikronährstoff-Supplementierung als präventive Maßnahme [s187] macht sie zu einer attraktiven Option für die öffentliche Gesundheit. Allerdings sollte die Supplementierung immer als Ergänzung zu einer ausgewogenen Ernährung verstanden werden, nicht als Ersatz.

3. 2. 4. Modulierung der Entzündungsreaktion

ie Modulierung der Entzündungsreaktion durch Vitamin D3 zeigt sich als komplexer und fein abgestimmter Prozess, der verschiedene Mechanismen umfasst. Besonders bemerkenswert ist die Fähigkeit von Vitamin D3, gezielt in Entzündungsprozesse einzugreifen und diese zu regulieren [s189]. Dies geschieht unter anderem durch die Reduktion pro-inflammatorischer Signalmoleküle wie TNF-α, während gleichzeitig entzündungshemmende Mechanismen aktiviert werden. Ein faszinierender Aspekt ist die neu entdeckte Rolle der Arginase-Aktivierung als entzündungshemmender Mechanismus [s189]. Diese Erkenntnis eröffnet neue therapeutische Perspektiven, besonders bei Hauterkrankungen mit entzündlicher Komponente. In der Praxis lässt sich dies beispielsweise durch eine Kombination aus angemessener Vitamin D3-Versorgung und hautschonender Pflege umsetzen. Menschen mit Hautproblemen sollten dabei besonders auf ihre Vitamin D3-Spiegel achten und gegebenenfalls eine Supplementierung in Erwägung ziehen. Bei Autoimmunerkrankungen zeigt sich ein besonders interessanter Zusammenhang: Niedrige Vitamin D3-Spiegel korrelieren häufig mit einer erhöhten Krankheitsaktivität [s190]. Dies ist besonders relevant für Patienten mit Erkrankungen wie Multiple Sklerose oder rheumatoider Arthritis. Praktisch bedeutet dies, dass Betroffene ihren Vitamin D-Status regelmäßig überprüfen lassen und in Absprache mit ihrem Arzt eine individuell angepasste Supplementierungsstrategie entwickeln sollten. Die genetische Komponente der Vitamin D-Wirkung, die sich in Polymorphismen des Vitamin D-Rezeptors (VDR) zeigt [s190], unterstreicht die Notwendigkeit einer personalisierten Herangehensweise. Dies erklärt auch, warum Menschen unterschiedlich auf Vitamin D-Supplementierung reagieren können. Eine praktische Konsequenz ist die Empfehlung, die individuelle Vitamin D-Versorgung durch regelmäßige Blutuntersuchungen zu überwachen. Körperliche Aktivität spielt eine wichtige ergänzende Rolle bei der Modulierung von Entzündungsreaktionen [s191]. Regelmäßige moderate Bewegung reduziert pro-inflammatorische zytokine und fördert die Produktion entzündungshemmender Botenstoffe. Ein praktischer Ansatz ist die Integration von täglich 30-45 Minuten moderater Bewegung, idealerweise im Freien, was zusätzlich die körpereigene Vitamin D-Produktion unterstützt. Bei der therapeutischen Anwendung von Vitamin D3 zur Entzündungsmodulation gibt es noch keine einheitlichen

Dosierungsempfehlungen [s192]. Die Forschung deutet jedoch darauf hin, dass höhere Dosen unter ärztlicher Aufsicht bei bestimmten Erkrankungen sinnvoll sein können. Wichtig ist dabei die regelmäßige Kontrolle der Blutwerte und eine schrittweise Anpassung der Dosierung.

Ein praktischer Tipp für den Alltag ist die Kombination verschiedener entzündungsmodulierender Strategien:
- Regelmäßige Vitamin D-Spiegelkontrollen
- Angepasste körperliche Aktivität
- Entzündungshemmende Ernährung mit viel Omega-3-Fettsäuren
- Stressreduktion durch Entspannungstechniken
- Ausreichend Schlaf zur Regeneration des Immunsystems

Diese ganzheitliche Herangehensweise kann die entzündungsmodulierende Wirkung von Vitamin D3 optimal unterstützen und zu einer verbesserten Gesundheit beitragen.

- Vitamin D3 interagiert direkt mit Immunzellen über spezielle Rezeptoren und stimuliert die Produktion antimikrobieller Peptide wie Cathelicidin

- Die Darmflora produziert B-Vitamine, die essentiell für die Immunhomöostase sind

- β-Glucane aus Pilzen fungieren als natürliche Immuntrainer und bereiten das Immunsystem auf künftige Infektionen vor

- An Infektionsstellen produzieren Immunzellen durch das Enzym CYP27B1 lokal aktives Vitamin D

- Vitamin D3 erhöht die Anzahl der T-regulatorischen Zellen (Tregs), die überschießende Immunreaktionen verhindern

- Vitamin D3 moduliert die T-Helferzellen vom Typ 17 (Th17) für eine ausgewogene Immunantwort

- An der fetomaternalen Schnittstelle wirkt Vitamin D3 als Schlüsselregulator zwischen Infektabwehr und Toleranz

- Menschen mit Mikronährstoffmangel können durch gezielte Supplementierung ihr Infektionsrisiko um bis zu 44% senken

- Die Vitamine A, D, C, E, B6, B12 sowie Folat, Zink, Eisen, Kupfer und Selen wirken synergistisch bei der Immunabwehr

- Polymorphismen des Vitamin D-Rezeptors (VDR) erklären unterschiedliche individuelle Reaktionen auf Supplementierung

- Die Arginase-Aktivierung wurde als neuer entzündungshemmender Mechanismus von Vitamin D3 identifiziert

- Niedrige Vitamin D3-Spiegel korrelieren mit erhöhter Krankheitsaktivität bei Autoimmunerkrankungen

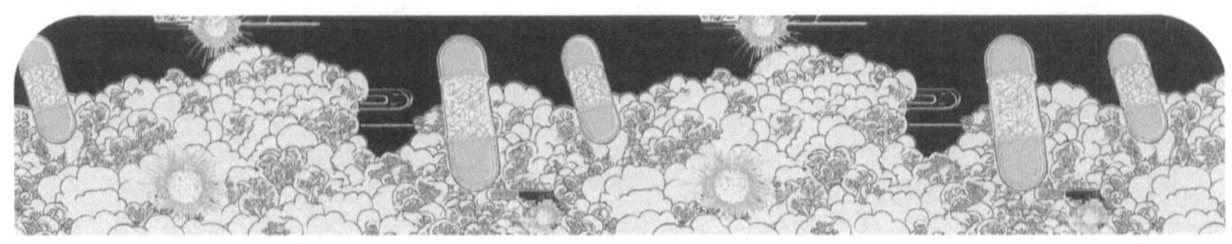

- Vitamin D3 aktiviert die Produktion antimikrobieller Peptide wie Cathelicidin und Defensine durch spezielle Vitamin D-Rezeptoren auf Immunzellen.

- Die Darm-Mikrobiota produziert essentielle B-Vitamine für die Immunhomöostase und beeinflusst die Mineralstoffaufnahme.

- β-Glucane fungieren als natürliche Immuntrainer und bereiten das Immunsystem auf künftige Infektionen vor.

- Die lokale Produktion von aktivem Vitamin D durch das Enzym CYP27B1 findet direkt an Infektionsstellen statt.

- T-regulatorische Zellen (Tregs) werden durch Vitamin D3 vermehrt und verhindern überschießende Immunreaktionen.

- Die IgA-Produktion im Dünndarm wird durch Vitamin D3 moduliert und schützt die Schleimhäute.

- Vitamin D3 reduziert pro-inflammatorische Signalmoleküle wie TNF-α und aktiviert gleichzeitig entzündungshemmende Mechanismen.

- Die Arginase-Aktivierung wurde als neuer entzündungshemmender Mechanismus von Vitamin D3 entdeckt.

- Polymorphismen des Vitamin D-Rezeptors (VDR) erklären unterschiedliche individuelle Reaktionen auf die Supplementierung.

- Menschen mit Vitamin D-Mangel können durch gezielte Supplementierung ihr Infektionsrisiko um bis zu 44% senken.

- Die höchste Knochendichte erreicht der Mensch zwischen dem 25. und 35. Lebensjahr.

- Der Körper nimmt nur 15-20% des aufgenommenen Calciums auf, wobei Vitamin D3 die Aufnahme optimiert.

- Eine tägliche Einnahme von 800-1000 IE Vitamin D kann das Sturzrisiko um 22% reduzieren.

- Die gemeinsame Supplementierung von Calcium und Vitamin D senkt das Gesamtfrakturrisiko um 15% und das Risiko für

Hüftfrakturen um 30%.

- Während der Schwangerschaft wirkt Vitamin D3 als Schlüsselregulator der Immunfunktion an der fetomaternalen Schnittstelle.

- Doch wie lässt sich die optimale Dosierung bestimmen und welche Sicherheitsaspekte gilt es bei der Supplementierung zu beachten?

4. Sicherheit und Monitoring

ie sichere und kontrollierte Einnahme von Vitamin D3 wirft bei vielen Menschen Fragen auf: Wie lässt sich der eigene Vitamin D-Status zuverlässig bestimmen? Welche Grenzwerte gilt es zu beachten und wann wird eine Supplementierung möglicherweise gefährlich? Die Überwachung der Vitamin D-Versorgung erfordert ein grundlegendes Verständnis der Messmethoden und ihrer Interpretation. Dabei spielen nicht nur die reinen Laborwerte eine Rolle - auch saisonale Schwankungen und individuelle Faktoren wie Vorerkrankungen oder Medikamenteneinnahmen müssen berücksichtigt werden. Besonders bei bestimmten Grunderkrankungen wie Niereninsuffizienz oder Sarkoidose bedarf die Vitamin D3-Supplementierung einer sorgfältigen Kontrolle. Wie lässt sich dabei das richtige Maß zwischen ausreichender Versorgung und potenzieller Überdosierung finden? Die folgenden Kapitel beleuchten die verschiedenen Aspekte des sicheren Umgangs mit Vitamin D3 und zeigen auf, worauf bei der regelmäßigen Kontrolle besonders geachtet werden sollte. Denn nur wer die wichtigsten Grundlagen kennt, kann eine informierte Entscheidung über die eigene Supplementierung treffen.

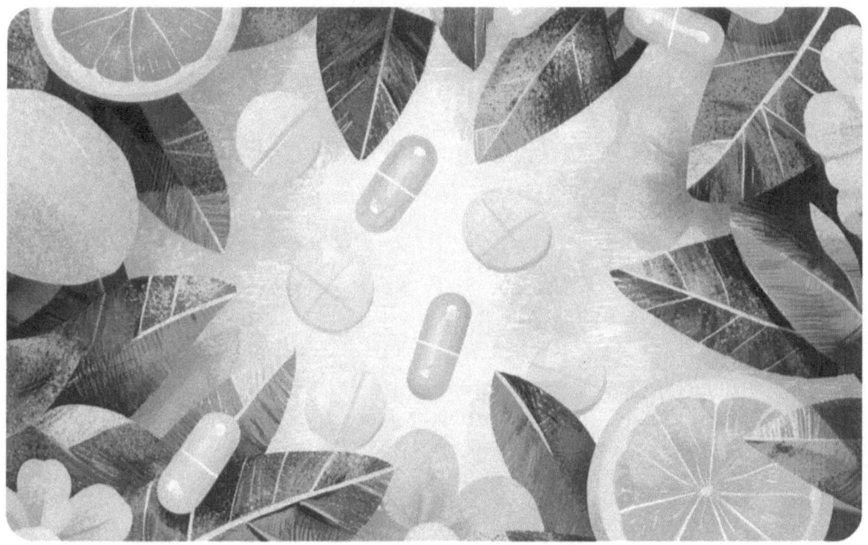

4. 1. Vitamin D-Spiegel im Blut

ie Bestimmung des Vitamin D-Spiegels im Blut ist ein zentraler Aspekt für die sichere und effektive Supplementierung mit Vitamin D3. Doch wie lässt sich der Vitamin D-Status zuverlässig ermitteln? Welche Methoden stehen zur Verfügung und was bedeuten die gemessenen Werte konkret? Besonders interessant ist dabei die Frage nach den optimalen Werten - denn die wissenschaftliche Diskussion zeigt, dass die Definition eines "gesunden" Vitamin D-Spiegels komplexer ist als zunächst angenommen. Die regelmäßige Kontrolle des Vitamin D-Status ermöglicht nicht nur die individuelle Anpassung der Supplementierung, sondern liefert auch wichtige Hinweise auf den allgemeinen Gesundheitszustand. Die Interpretation der Messwerte erfordert dabei die Berücksichtigung verschiedener Faktoren wie Jahreszeit, Lebensstil und persönliche Gesundheitssituation. Ein fundiertes Verständnis der Blutwerte und ihrer Bedeutung ist der Schlüssel zur sicheren und effektiven Vitamin D-Supplementierung.

„Die LC-MS/MS-Methode gilt als Goldstandard zur Vitamin D-Bestimmung im Blut und wird von der nationalen Gesundheits- und Ernährungsuntersuchung empfohlen, da sie sich durch verbesserte Sensitivität, Genauigkeit und Reproduzierbarkeit auszeichnet.“

4. 1. 1. Optimale Vitamin D-Spiegel

er optimale Vitamin D-Spiegel im Blut ist ein wichtiger Gesundheitsindikator, der durch die Messung von 25hydroxyvitamin_d (25(OH)D) bestimmt wird [s193]. Für die meisten Menschen gilt ein Blutspiegel von 50 nmol/L (20 ng/mL) oder höher als ausreichend für die Knochengesundheit und das allgemeine Wohlbefinden [s194]. Viele Experten empfehlen sogar einen Zielbereich zwischen 40 und 60 ng/mL für eine optimale Gesundheit [s195]. Die Einteilung der Vitamin D-Werte erfolgt in verschiedene Kategorien: Ein schwerer Mangel liegt bei Werten unter 30 nmol/L (12 ng/mL) vor [s196], was dramatische Auswirkungen auf die Gesundheit haben kann. Werte zwischen 30 und 50 nmol/L gelten als <u>insuffizient</u>, während Werte über 125 nmol/L (50 ng/mL) als zu hoch eingestuft werden und potenziell toxisch sein können [s194]. Um einen optimalen Vitamin D-Spiegel zu erreichen und aufrechtzuerhalten, empfehlen Experten verschiedene Maßnahmen. Die tägliche empfohlene Zufuhr variiert je nach Alter und Lebenssituation: Erwachsene sollten etwa 600 IE täglich zu sich nehmen, Menschen über 70 Jahre benötigen etwa 800 IE [s197]. Für Säuglinge werden 400-1000 IE empfohlen, für Kinder und Jugendliche 600-1000 IE, und Erwachsene sollten 1500-2000 IE täglich einnehmen [s195]. Besonders wichtig ist die regelmäßige Überprüfung des Vitamin D-Spiegels, idealerweise zweimal im Jahr - einmal im Frühling und einmal im Herbst [s195]. Dies ermöglicht eine individuelle Anpassung der Supplementierung. Menschen, die sich wenig im Freien aufhalten oder eine dunklere Hautfarbe haben, sollten besonders auf ihre Vitamin D-Versorgung achten [s198]. In der Praxis bedeutet dies: Von Ende März bis Ende September können die meisten Menschen ihren Vitamin D-Bedarf durch Sonnenlicht decken [s198]. Ein kurzer Spaziergang in der Mittagszeit, bei dem Gesicht und Arme der Sonne ausgesetzt sind, kann bereits hilfreich sein. In den Wintermonaten ist hingegen oft eine Supplementierung notwendig [s198]. Interessanterweise zeigen aktuelle Studien auch einen Zusammenhang zwischen Vitamin D-Status und COVID-19: Eine ausreichende Versorgung könnte mit einem milderen Krankheitsverlauf verbunden sein [s199]. Eine tägliche Einnahme von 5000 IE Vitamin D3 über zwei Wochen konnte bei Patienten mit suboptimalem Vitamin D-Status die Genesungszeit von bestimmten COVID-19-Symptomen verkürzen [s199]. Bei der Supplementierung gibt es verschiedene Ansätze: Während einige Menschen täglich Vitamin D einnehmen, können auch monatliche Dosen oder große Ladedosen effektiv sein [s200]. Letztere normalisieren den Vitamin D-Spiegel besonders schnell, während monatliche Dosen 3-5 Monate benötigen, um Plateauwerte zu erreichen [s200]. Wichtig zu beachten ist, dass die optimale Serumkonzentration von 25-Hydroxyvitamin D nach wie vor diskutiert wird und es Unterschiede im Mineralstoffwechsel zwischen verschiedenen ethnischen Gruppen gibt [s201]. Ein zu hoher Vitamin D-Spiegel (über 100 ng/mL) kann durch sekundäre hyperkalzaemie toxisch wirken [s201]. Ein Mangel an Vitamin D kann schwerwiegende Folgen haben, von Knochenverformungen bei Kindern (Rachitis) bis zu Knochenschmerzen bei Erwachsenen (Osteomalazie) [s198]. Daher ist es wichtig, den eigenen Vitamin D-Status zu kennen und gegebenenfalls durch geeignete Maßnahmen zu optimieren.

Glossar

insuffizient

Ein Zustand der Unzulänglichkeit oder des nicht ausreichenden Vorhandenseins. Beschreibt einen leichten bis mittleren Mangel.

4. 1. 2. Methoden zur Bestimmung des Vitamin D-Status

ie Bestimmung des Vitamin D-Status erfolgt hauptsächlich durch Blutuntersuchungen, wobei verschiedene Methoden zur Verfügung stehen. Die wichtigste und am häufigsten verwendete Messgröße ist das 25-Hydroxyvitamin D (25(OH)D) im Blut [s202]. Für die Untersuchung wird eine Blutprobe von etwa 6 ml aus einer Armvene entnommen [s203]. Patienten sollten vor der Blutentnahme ihren Arzt über alle eingenommenen Medikamente und Nahrungsergänzungsmittel informieren, spezielle Vorbereitungen sind jedoch nicht erforderlich [s204].

Die analytischen Methoden zur Vitamin D-Bestimmung haben sich in den letzten Jahren stark weiterentwickelt. Zu den gängigsten Techniken gehören:
- Chemilumineszenz-Immunoassays (CLIA)
- Radioimmunoassay (RIA)
- Hochleistungsflüssigkeitschromatographie (HPLC)
- Flüssigkeitschromatographie-Tandem-Massenspektrometrie (LC-MS/MS)
- ELISA-Technik [s205] [s202]

Die LC-MS/MS-Methode gilt dabei als Goldstandard und wird von der nationalen Gesundheits- und Ernährungsuntersuchung empfohlen. Sie zeichnet sich durch verbesserte Sensitivität, Genauigkeit und Reproduzierbarkeit aus [s205]. Dies ist besonders wichtig, da die Variabilität zwischen verschiedenen Testmethoden die Interpretation der Ergebnisse erschweren kann [s202]. Ein weiterer interessanter Aspekt ist die Messung des Vitamin D-Bindungsproteins (VDBP) und die Berechnung des bioverfügbaren Vitamin D. Eine Studie mit verschiedenen Patientengruppen zeigte, dass die VDBP-Spiegel bei Intensivpatienten deutlich niedriger und bei Schwangeren höher waren als bei gesunden Kontrollpersonen [s206]. Diese zusätzlichen Parameter können wertvolle Informationen über den Vitamin D-Stoffwechsel liefern, sind aber in der klinischen Routine noch nicht standardmäßig etabliert [s207]. Für spezielle diagnostische Fragestellungen kann auch die Messung von 1,25-Dihydroxyvitamin D sinnvoll sein. Dieser Test wird jedoch nicht zum routinemäßigen Screening empfohlen, da dieser Metabolit eine sehr kurze Halbwertszeit im Blut hat [s202]. Er kommt hauptsächlich bei der Überwachung von Nierenproblemen oder zur Klärung abnormaler Blutwerte zum Einsatz [s204]. Praktische Empfehlungen für Patienten: 1. Lassen Sie Ihren Vitamin D-Status idealerweise zweimal jährlich überprüfen, am besten im Frühjahr und Herbst 2. Führen Sie vor der Blutentnahme eine genaue Liste Ihrer Medikamente und Nahrungsergänzungsmittel 3. Fragen Sie nach der verwendeten Messmethode und lassen Sie sich die Ergebnisse ausführlich erklären 4. Berücksichtigen Sie bei der Interpretation der Werte individuelle Faktoren wie Hauttyp, Lebensstil und Jahreszeit Die Forschung arbeitet kontinuierlich an der Verbesserung der Testmethoden. Aktuelle Entwicklungen zielen darauf ab, die Standardisierung der 25(OH)D-Messung zu verbessern, um eine bessere Vergleichbarkeit der Ergebnisse zwischen verschiedenen Laboren zu gewährleisten [s207]. Auch neue Ansätze wie die parallele Messung von 25(OH)D und 24,25(OH)2D könnten in Zukunft zusätzliche Einblicke in den Vitamin D-Stoffwechsel ermöglichen [s207]. Interessant ist auch der Einsatz moderner Analysemethoden zur Vorhersage von Vitamin D-Mangel. Studien haben gezeigt, dass multivariate logistische Regression, neuronale Netzwerke und Entscheidungsbaum-Analysen verwendet werden können, um Risikofaktoren wie Rasse, Geschlecht, Saison und Serumalbuminwerte zu bewerten [s208]. Diese Modelle könnten in Zukunft helfen, Risikogruppen früher zu identifizieren und gezielter zu behandeln.

Glossar

Chemilumineszenz
Ein physikalischer Prozess, bei dem chemische Reaktionen zur Aussendung von Licht führen, ohne dabei Wärme zu erzeugen

ELISA
Eine Labortechnik zum Nachweis von Proteinen, die auf einer enzymatischen Farbreaktion basiert und sehr präzise Messungen ermöglicht

Hochleistungsflüssigkeitschromatographie
Ein modernes Trennverfahren, bei dem Substanzen unter hohem Druck durch eine Säule gepresst werden, um sie voneinander zu trennen

Immunoassay
Eine Labormethode zum Nachweis von Substanzen, die auf der spezifischen Bindung zwischen Antikörpern und den zu messenden Molekülen basiert

Massenspektrometrie
Ein Analyseverfahren zur Bestimmung der Masse von Molekülen durch Ionisierung und anschließende Messung ihres Masse-zu-Ladung-Verhältnisses

Radioimmunoassay
Eine hochempfindliche Nachweismethode, die radioaktiv markierte Moleküle verwendet, um bestimmte Substanzen im Blut zu messen

4. 1. 3. Interpretation der Testergebnisse

ie Interpretation von Vitamin D-Testergebnissen erfordert ein differenziertes Verständnis verschiedener Faktoren und Grenzwerte. Laborberichte geben die Werte entweder als "Gesamt-Vitamin D" oder getrennt als Vitamin D2 und D3 an. Für die klinische Beurteilung ist die Summe beider Werte relevant, da beide Formen im Körper ähnliche Wirkungen entfalten [s209]. Die Definition der Grenzwerte wird in der Fachwelt teilweise unterschiedlich gehandhabt. Während einige Behörden eine Insuffizienz bei Werten zwischen 12 und 19 ng/mL und einen Mangel bei weniger als 12 ng/mL festlegen [s210], betrachten andere bereits Werte unter 50 nmol/L (20 ng/mL) als mangelhaft [s211]. Diese unterschiedlichen Definitionen können für Patienten verwirrend sein. Ein praktischer Tipp: Lassen Sie sich von Ihrem Arzt die verwendeten Grenzwerte erklären und dokumentieren Sie diese zusammen mit Ihren Messwerten. Bei der Interpretation der Ergebnisse müssen verschiedene Einflussfaktoren berücksichtigt werden. Niedrige Werte können verschiedene Ursachen haben: unzureichende Aufnahme über Nahrung oder Sonnenlicht, Absorptionsstörungen oder Probleme bei der Umwandlung in die aktive Form [s209]. Ein Beispiel aus der Praxis: Ein Patient mit chronisch-entzündlicher Darmerkrankung kann trotz ausreichender Sonnenlichtexposition und Supplementierung niedrige Werte aufweisen, da die Absorption im Darm gestört ist. Interessanterweise zeigen die meisten Menschen mit Vitamin D-Mangel zunächst keine offensichtlichen Symptome [s212]. Langfristig kann es jedoch zu einem Abfall des Kalziumspiegels und einer sekundären Überfunktion der Nebenschilddrüsen kommen. Dies unterstreicht die Bedeutung regelmäßiger Kontrollen, besonders bei Risikogruppen. Die praevalenz von Vitamin D-Mangel ist weltweit bemerkenswert hoch, wobei signifikante Unterschiede zwischen verschiedenen Bevölkerungs- und Altersgruppen bestehen [s211]. Ein erheblicher Prozentsatz der Menschen weist Werte unter 20 ng/mL auf [s213]. Diese epidemiologischen Daten sollten bei der individuellen Bewertung der Testergebnisse berücksichtigt werden. Besondere Aufmerksamkeit erfordern Patienten mit spezifischen Grunderkrankungen. Eine Vitamin D-Bestimmung ist besonders wichtig bei Menschen mit malabsorptionssyndromen, Nierenversagen oder unerklärlichen Knochenschmerzen [s214]. In solchen Fällen empfiehlt sich ein engmaschigeres Monitoring der Werte. Bei der Interpretation hoher Werte ist Vorsicht geboten. Toxische Vitamin D-Spiegel entstehen in der Regel durch übermäßige Supplementierung [s209]. Ein praktischer Ratschlag: Führen Sie ein Supplementierungstagebuch und besprechen Sie die Dosierung regelmäßig mit Ihrem Arzt. Bei toxischen Werten muss die Supplementierung sofort beendet werden, da sonst Organschäden drohen. Die Standardisierung der Testmethoden stellt nach wie vor eine Herausforderung dar. Die Interassay-Variabilität erschwert die Entwicklung einheitlicher Richtlinien zur Bewertung des Vitamin D-Status [s215]. Ein praktischer Tipp für Patienten: Lassen Sie Ihre Kontrolluntersuchungen möglichst immer im gleichen Labor durchführen, um die Vergleichbarkeit der Werte zu gewährleisten. Eine routinemäßige Überwachung nach Supplementierung ist nur bei bestimmten klinischen Zuständen erforderlich, die von einem Spezialisten behandelt werden [s214]. Für die meisten Menschen reicht eine regelmäßige Kontrolle im Frühjahr und Herbst aus, um die Versorgung zu optimieren.

4. 1. 4. Saisonale Schwankungen der Blutwerte

ie saisonalen Schwankungen der Vitamin D-Blutwerte folgen einem charakteristischen Jahresrhythmus, der durch verschiedene Umwelt- und Verhaltensfaktoren beeinflusst wird. Studien zeigen deutliche Unterschiede zwischen den Jahreszeiten, mit durchschnittlichen 25ohd-Werten von 45,8 ng/ml im Winter und 55,24 ng/ml im Sommer [s216]. Diese natürliche Fluktuation hat weitreichende Auswirkungen auf verschiedene Gesundheitsaspekte. Besonders interessant ist der Zusammenhang zwischen saisonalen Vitamin D-Schwankungen und anderen Blutwerten. So wurden signifikante jahreszeitliche Unterschiede in den Lipidprofilen nachgewiesen, wobei Cholesterin-, LDL- und HDL-Werte saisonale Variationen aufweisen. Interessanterweise bleiben die Triglycerid-Werte von diesen Schwankungen weitgehend unbeeinflusst [s216]. Diese Erkenntnisse sind besonders relevant für die Interpretation von Blutuntersuchungen - ein Cholesterinwert im Winter sollte möglicherweise anders bewertet werden als ein vergleichbarer Wert im Sommer. Der Blutdruck zeigt ebenfalls deutliche saisonale Schwankungen, unabhängig von der Vitamin D-Supplementierung. Die durchschnittliche Reduktion des systolischen Blutdrucks von Winter zu Sommer beträgt beachtliche -6,6 mm Hg [s217]. Für Patienten mit Bluthochdruck bedeutet dies, dass sie ihre Medikation möglicherweise saisonal anpassen müssen - eine Entscheidung, die selbstverständlich mit dem behandelnden Arzt abgestimmt werden sollte. Ein praktischer Aspekt betrifft die Prävention winterbedingter Gesundheitsprobleme. Die Supplementierung mit Vitamin D3 und Calcium während der Wintermonate kann die natürlichen saisonalen Veränderungen in den calciotropen Hormonen und Knochenmarkern effektiv ausgleichen [s218]. Dies ist besonders wichtig für Menschen in nördlichen Breitengraden, wo die winterliche UV-Strahlung für eine ausreichende körpereigene Vitamin D-Produktion nicht ausreicht. Interessante Erkenntnisse liefern auch Studien an Tieren, die zeigen, dass die höchsten 25OHD-Werte nach der Weidezeit und während der stärksten Sonneneinstrahlung erreicht werden [s219]. Diese Beobachtungen lassen sich auf den Menschen übertragen: Wer im Sommer regelmäßig Zeit im Freien verbringt, kann seinen Vitamin D-Speicher natürlich auffüllen. Die monatliche Verteilung der Vitamin D-Spiegel zeigt bei nicht supplementierten Personen eine signifikante Ungleichmäßigkeit, mit den niedrigsten Werten im März und Höchstwerten im August und September

[s220]. Für die Praxis bedeutet dies: Eine Vitamin D-Bestimmung im späten Winter kann wichtige Hinweise auf einen möglichen Supplementierungsbedarf geben. Besonders relevant sind diese saisonalen Schwankungen für Menschen mit chronischen Erkrankungen. Bei Patienten mit chronisch obstruktiver Lungenerkrankung wurde ein deutlicher Zusammenhang zwischen Vitamin D-Spiegeln und der Häufigkeit von Atemwegsinfektionen festgestellt [s221]. Diese Erkenntnis unterstreicht die Bedeutung einer ausreichenden Vitamin D-Versorgung, besonders in den Wintermonaten. Ein praktischer Tipp für den Umgang mit saisonalen Schwankungen: Führen Sie ein "Vitamin D-Tagebuch", in dem Sie Ihre Blutwerte, Sonnenlichtexposition und Supplementierung dokumentieren. Dies hilft dabei, individuelle Muster zu erkennen und die Versorgung entsprechend anzupassen. Besprechen Sie die Ergebnisse mit Ihrem Arzt, um eine optimale, auf Ihre persönliche Situation abgestimmte Strategie zu entwickeln.

Glossar

calciotrope Hormone

Hormone, die den Calciumhaushalt im Körper regulieren, hauptsächlich Parathormon und Calcitonin. Sie steuern die Calcium-Aufnahme im Darm und die Calcium-Einlagerung in den Knochen.

Lipidprofil

Eine Zusammenstellung verschiedener Blutfettwerte, die zur Beurteilung des Stoffwechsels und des Herz-Kreislauf-Risikos verwendet wird.

systolischer Blutdruck

Der obere Blutdruckwert, der beim Zusammenziehen des Herzmuskels entsteht. Er zeigt den Druck in den Arterien während der Auswurfphase des Herzens an.

Zusammenfassung - 4. 1. Vitamin D-Spiegel im Blut

- 25-Hydroxyvitamin D (25(OH)D) ist der wichtigste Indikator für den Vitamin D-Status im Blut

- Ein schwerer Vitamin D-Mangel liegt bei Werten unter 30 nmol/L (12 ng/mL) vor

- Viele Experten empfehlen einen optimalen Zielbereich zwischen 40-60 ng/mL

- Die LC-MS/MS-Methode gilt als Goldstandard für die Vitamin D-Bestimmung

- VDBP-Spiegel sind bei Intensivpatienten deutlich niedriger und bei Schwangeren höher als bei Gesunden

- Multivariate Regressionsmodelle und neuronale Netze werden zur Vorhersage von Vitamin D-Mangel eingesetzt

- Die Interassay-Variabilität zwischen verschiedenen Testmethoden erschwert die einheitliche Interpretation

- Saisonale Schwankungen zeigen Durchschnittswerte von 45,8 ng/ml im Winter und 55,24 ng/ml im Sommer

- Vitamin D-Spiegel korrelieren mit saisonalen Veränderungen der Lipidprofile und des Blutdrucks

- Die niedrigsten Vitamin D-Werte treten typischerweise im März auf, die höchsten im August/September

- Eine tägliche Einnahme von 5000 IE Vitamin D3 über zwei Wochen kann bei COVID-19-Patienten die Genesungszeit verkürzen

- Monatliche Vitamin D-Dosen benötigen 3-5 Monate zum Erreichen von Plateauwerten

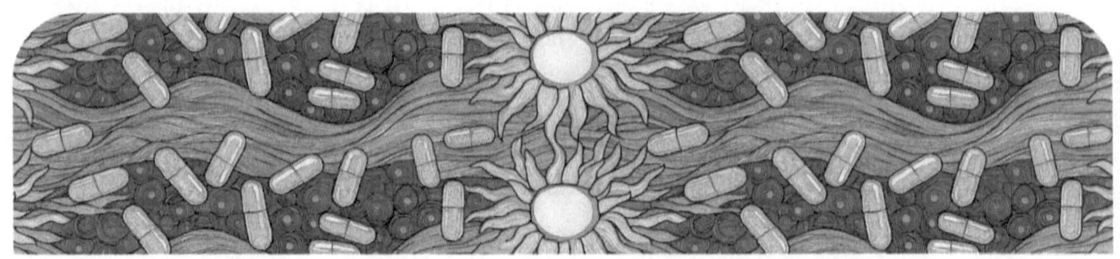

4. 2. Überdosierung und Toxizität

ie Frage nach der sicheren Einnahme von Vitamin D3 beschäftigt viele Menschen, die eine Supplementierung in Erwägung ziehen. Ab welcher Dosis wird das eigentlich als gesund geltende Vitamin zu einem Risiko? Wie erkennt man die ersten Anzeichen einer Überdosierung? Und welche Konsequenzen kann eine zu hohe Aufnahme für den Körper haben? Die Grenze zwischen therapeutischer Wirkung und potentieller Toxizität ist bei Vitamin D3 schmaler als häufig angenommen. Während moderate Dosen das Immunsystem stärken und die Knochengesundheit fördern, können zu hohe Mengen schwerwiegende gesundheitliche Folgen haben. Besonders tückisch: Die Symptome einer Überdosierung entwickeln sich oft schleichend und werden anfangs leicht übersehen. Die genaue Kenntnis der Sicherheitsgrenzen und möglichen Warnsignale ist daher essentiell für jeden, der Vitamin D3 supplementiert. Die folgenden Ausführungen zeigen detailliert auf, worauf Sie bei der Einnahme achten sollten.

„Eine Vitamin D-Überdosierung kann sich durch vielfältige Symptome bemerkbar machen, die anfangs oft unterschätzt oder falsch interpretiert werden und sich schleichend entwickeln."

4. 2. 1. Symptome einer Vitamin D-Überdosierung

ine Vitamin D-Überdosierung kann sich durch vielfältige Symptome bemerkbar machen, die anfangs oft unterschätzt oder falsch interpretiert werden. Die ersten Anzeichen sind häufig unspezifisch und entwickeln sich schleichend, weshalb sie leicht übersehen werden können [s222]. Betroffene berichten zunächst von allgemeiner Schwäche, anhaltender Müdigkeit und einem verminderten Appetit. Diese Symptome können fälschlicherweise auch anderen Ursachen zugeschrieben werden, was eine frühzeitige Erkennung erschwert. Ein zentraler Mechanismus der Vitamin D-Toxizität ist die Entwicklung einer hyperkalzaemie - also erhöhte Calciumwerte im Blut [s223]. Dies kann weitreichende Folgen für verschiedene Organsysteme haben. Im Verdauungstrakt können sich Beschwerden wie Übelkeit, Erbrechen und hartnäckige Verstopfung entwickeln [s222]. Ein typisches Beispiel aus der Praxis: Ein Patient, der eigenständig über mehrere Monate hochdosierte Vitamin D-Präparate einnahm, klagte zunächst über wiederkehrende Magenschmerzen und Appetitlosigkeit, bevor weitere Symptome auftraten. Besonders charakteristisch sind auch Veränderungen, die die Nierenfunktion betreffen. Betroffene bemerken häufig einen gesteigerten Durst und müssen vermehrt Wasser lassen [s222]. Das Urin kann dabei eine trübe Konsistenz aufweisen [s224]. Ein wichtiger Hinweis für Patienten: Wenn Sie bemerken, dass Sie deutlich mehr trinken als gewöhnlich und häufiger zur Toilette müssen, sollten Sie dies ärztlich abklären lassen, besonders wenn Sie Vitamin D-Präparate einnehmen. Im fortgeschrittenen Stadium können auch neurologische und psychische Symptome auftreten. Diese reichen von Verwirrtheit und Stimmungsschwankungen bis hin zu schwerwiegenden Zuständen wie Psychosen oder sogar komatösen Zuständen [s225]. Auch das Herz-Kreislauf-System kann in Mitleidenschaft gezogen werden, was sich durch Herzrhythmusstörungen oder Bluthochdruck äußern kann [s225]. Äußerlich können sich verschiedene Hautveränderungen zeigen: trockene, rissige Haut, erhöhte Lichtempfindlichkeit und in manchen Fällen sogar gelblich-orange verfärbte Hautareale [s224]. Ein praktischer Hinweis: Achten Sie besonders auf Veränderungen im Gesicht, wie rissige Lippen oder eine erhöhte Empfindlichkeit gegenüber Sonnenlicht. Besonders gefährlich ist, dass eine Vitamin D-Überdosierung die Knochen schwächen und zu Organschäden an Herz und Nieren führen kann [s223]. Um dies zu vermeiden, ist die Einhaltung der empfohlenen Höchstmengen essentiell:

Erwachsene sollten nicht mehr als 100 Mikrogramm pro Tag zu sich nehmen. Für Kinder zwischen 1 und 10 Jahren liegt die Grenze bei 50 Mikrogramm täglich, für Säuglinge unter einem Jahr bei maximal 25 Mikrogramm [s223]. Ein wichtiger praktischer Ratschlag: Führen Sie ein Symptomtagebuch, wenn Sie Vitamin D-Präparate einnehmen. Notieren Sie Auffälligkeiten wie verstärkten Durst, Müdigkeit oder Stimmungsveränderungen. Dies kann Ihrem Arzt helfen, eine mögliche Überdosierung frühzeitig zu erkennen. Bei ersten Anzeichen einer möglichen Überdosierung sollte umgehend ärztlicher Rat eingeholt werden. Die Symptome können sich auch nach Absetzen des Vitamin D noch verschlimmern, da es sich im Fettgewebe anreichert und nur langsam abgebaut wird. Eine regelmäßige Kontrolle der Vitamin D- und Calcium-Werte im Blut ist bei der Einnahme von Vitamin D-Präparaten ratsam, besonders bei höher dosierten Produkten.

Glossar

Psychose
Ein schwerer psychischer Zustand, bei dem die Betroffenen den Bezug zur Realität verlieren. Kennzeichnend sind Wahnvorstellungen, Halluzinationen oder stark verändertes Verhalten.

4. 2. 2. Risiken der Hypercalcämie

ine Hypercalcämie, also ein erhöhter Calciumspiegel im Blut, stellt eine der gefährlichsten Komplikationen einer Vitamin D-Überdosierung dar. Die Risiken dieser Stoffwechselentgleisung sind vielfältig und können schwerwiegende Folgen für verschiedene Organsysteme haben [s226]. Besonders tückisch ist, dass eine Hypercalcämie auch bei der Einnahme empfohlener Vitamin D-Dosen auftreten kann, wenn eine individuelle Überempfindlichkeit vorliegt [s227]. Die Nieren sind häufig als erstes Organ betroffen. Bei einigen Patienten entwickelt sich eine akute Niereninsuffizienz, die sich durch erhöhte Kreatinin- und Harnstoffwerte im Blut nachweisen lässt [s228]. Ein Beispiel aus der klinischen Praxis: Eine Patientin, die über mehrere Monate ein hochdosiertes Vitamin D-Präparat einnahm, entwickelte zunächst anhaltendes Erbrechen. Erst die Laboruntersuchung zeigte die zugrundeliegende Hypercalcämie und beginnende Nierenschädigung. Die

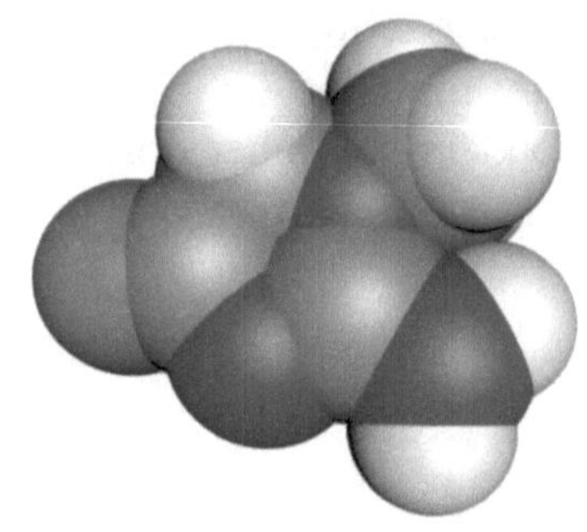

Kreatinin [i13]

sofortige Behandlung mit Flüssigkeitsersatz, Diuretika und Calcitonin konnte schwerwiegendere Folgen verhindern [s228]. Besonders gefährdet sind auch Kinder, bei denen es durch versehentliche Überdosierung zu einer Hypercalcämie kommen kann. Interessanterweise zeigt eine Studie, dass von 15 Kindern mit Vitamin D-Überdosierung nur eines eine manifeste Hypercalcämie entwickelte [s229]. Dies könnte mit dem in der Region häufigen Vitamin D-Mangel zusammenhängen, der möglicherweise einen gewissen Schutz bietet. Ein häufig unterschätztes Risiko liegt in der Herstellung und Dosierung von Vitamin D-Präparaten. Eine Untersuchung ergab, dass bei 5% der Patienten Serumspiegel im toxischen Bereich nachgewiesen wurden, wobei zwei Fälle so schwerwiegend waren, dass eine Krankenhauseinweisung erforderlich wurde [s230]. Die mediane Serumkonzentration in der Überdosierungsgruppe lag bei 185,5 ng/ml, was eine erhebliche Überschreitung der therapeutischen Grenzen darstellt [s230]. Praktische Empfehlung für Patienten: Führen Sie ein genaues Protokoll über die eingenommenen Vitamin D-Präparate und achten Sie besonders auf die korrekte Dosierung. Bei magistral hergestellten Präparaten sollten Sie die Dosierungsanweisung besonders sorgfältig mit dem Apotheker besprechen. Die Diagnose einer Hypercalcämie erfordert eine umfassende Bewertung der Krankengeschichte und klinischen Symptome [s226]. Typische Laborbefunde sind neben der Hypercalcämie erhöhte Serumkreatininwerte und hohe 25-OH-Vitamin D-Spiegel [s231]. Interessanterweise bleiben die Leberwerte meist im Normbereich, was bei der Differentialdiagnose hilfreich sein kann. Ein besonderes Risiko stellen fehlerhafte Kennzeichnungen von Nahrungsergänzungsmitteln oder übermäßig angereicherte Lebensmittel dar [s231]. Patienten sollten daher nur Präparate von vertrauenswürdigen Herstellern verwenden und bei der Kombination verschiedener angereicherte Produkte vorsichtig sein. Handlungsempfehlung für medizinisches Personal: Bei Patienten mit anhaltendem Erbrechen und normalem parathormon sollte immer auch an eine Vitamin D-induzierte Hypercalcämie gedacht werden [s228]. Die frühzeitige Erkennung und Behandlung kann schwerwiegende Nierenschäden verhindern. Die Prognose einer akuten Vitamin D-Toxizität mit Hypercalcämie ist bei rechtzeitiger Erkennung und adäquater Behandlung meist gut [s229]. Dennoch ist die Prävention durch sorgfältige Dosierung und regelmäßige Kontrollen der beste Weg, um die Risiken einer Hypercalcämie zu minimieren.

Calcitonin

Ein Hormon, das in der Schilddrüse gebildet wird und den Calciumspiegel im Blut senkt, indem es den Einbau von Calcium in die Knochen fördert.

Hypercalcämie

Eine Stoffwechselstörung, bei der zu viel Calcium im Blut zirkuliert. Der Normalwert liegt zwischen 2,2 und 2,65 mmol/l, darüber spricht man von einer Hypercalcämie.

Kreatinin

Ein Abbauprodukt des Muskelstoffwechsels, das als wichtiger Marker für die Nierenfunktion dient. Erhöhte Werte weisen auf eine eingeschränkte Nierenleistung hin.

4. 2. 3. Sicherheitsgrenzen für die tägliche Aufnahme

ie Festlegung sicherer Aufnahmegrenzen für Vitamin D3 ist ein komplexes Thema, bei dem verschiedene Gesundheitsorganisationen zu teils unterschiedlichen Empfehlungen kommen. Die Endocrine Society setzt die obere Grenze bei 10.000 IE (Internationale Einheiten) täglich an, während andere Organisationen einen konservativeren Ansatz mit maximal 4.000 IE pro Tag empfehlen [s232]. Diese unterschiedlichen Einschätzungen verdeutlichen die anhaltende wissenschaftliche Diskussion über optimale Sicherheitsgrenzen. Für die praktische Anwendung ist es wichtig zu verstehen, dass bereits die Einnahme von 40 IE Vitamin D3 die Serumkonzentration von 25(OH)D um etwa 1 nM (0,4 ng/ml) erhöht [s233]. Dies ermöglicht eine bessere Einschätzung der Dosierung: Wenn beispielsweise ein Patient seinen Vitamin D-Spiegel um 20 ng/ml anheben möchte, wäre theoretisch eine Dosis von etwa 2.000 IE täglich erforderlich. Allerdings sollte eine solche Berechnung immer unter ärztlicher Aufsicht erfolgen, da individuelle Faktoren die Aufnahme und Verwertung stark beeinflussen können. Die tolerierbare obere Aufnahmemenge (UL) bezeichnet dabei die maximale chronische Aufnahme, bei der gesundheitliche Risiken als unwahrscheinlich gelten [s234]. Ein praktisches Beispiel: Eine Person, die täglich ein Vitamin D-Präparat mit 2.000 IE einnimmt und zusätzlich vitamin-D-angereicherte Lebensmittel konsumiert, sollte die Gesamtaufnahme im Blick behalten und dokumentieren. Besondere Vorsicht ist bei der Langzeitsupplementierung geboten. Studien zeigen, dass bereits Dosen über 800 IE täglich mit einem erhöhten Risiko für Hyperkalzämie und Hyperkalziurie verbunden sein können [s235]. Ein praktischer Tipp für die Supplementierung: Führen Sie ein Einnahmeprotokoll und notieren Sie auch die Aufnahme vitamin-D-reicher oder angereicherter Lebensmittel. Für verschiedene Altersgruppen gelten unterschiedliche Sicherheitsgrenzen. Kinder ab 9 Jahren, Jugendliche und Erwachsene sollten nicht mehr als 2.500 IE (62,5 μg) täglich aufnehmen [s236]. Für jüngere Kinder gelten noch niedrigere Grenzwerte, was bei der Verwendung von Vitamin-D-Präparaten in Familien besonders zu beachten ist. Interessanterweise zeigen Forschungsergebnisse, dass sonnenentbehrte Erwachsene möglicherweise höhere Dosen benötigen, um einen optimalen Vitamin-D-Spiegel (>75 nM bzw. 30 ng/ml) aufrechtzuerhalten [s233]. Dies verdeutlicht die Bedeutung einer individualisierten Dosierung unter Berücksichtigung von Faktoren wie

Sonnenlichtexposition, Hauttyp und Lebensstil. Ein wichtiger praktischer Hinweis für die Supplementierung: Wählen Sie die Dosierung entsprechend Ihrer individuellen Situation und lassen Sie regelmäßig Ihre Vitamin-D-Spiegel kontrollieren. Besonders in den ersten Wochen einer Supplementierung sollten Sie auf mögliche Nebenwirkungen achten und diese dokumentieren. Die therapeutische Breite von Vitamin D3 könnte enger sein als bisher angenommen [s235]. Daher empfiehlt sich ein vorsichtiger Umgang mit hochdosierten Präparaten. Ein praktischer Ansatz ist das "Start low, go slow"-Prinzip: Beginnen Sie mit einer niedrigeren Dosis und steigern Sie diese nur bei Bedarf und unter ärztlicher Kontrolle.

Für die sichere Supplementierung lässt sich zusammenfassend empfehlen:
- Dokumentieren Sie Ihre tägliche Gesamtaufnahme aus allen Quellen
- Berücksichtigen Sie Ihre individuelle Situation (Sonnenlichtexposition, Vorerkrankungen)
- Lassen Sie regelmäßig Ihre Vitamin-D- und Calcium-Spiegel kontrollieren
- Wählen Sie qualitativ hochwertige Präparate von vertrauenswürdigen Herstellern
- Sprechen Sie Dosisänderungen immer mit Ihrem Arzt ab

4. 2. 4. Behandlung einer Vitamin D-Intoxikation

ie Behandlung einer Vitamin D-Intoxikation erfordert ein schnelles und systematisches Vorgehen, da die Folgen schwerwiegend sein können. Die erste und wichtigste Maßnahme besteht darin, die Vitamin D-Zufuhr sofort zu stoppen [s237]. Dies gilt sowohl für Nahrungsergänzungsmittel als auch für angereicherte Lebensmittel. Ein zentraler Aspekt der Behandlung ist die ausreichende Flüssigkeitszufuhr. Patienten sollten große Mengen Wasser trinken, um die Nierenfunktion zu unterstützen und die Ausscheidung überschüssiger Substanzen zu fördern [s237]. In der klinischen Praxis hat sich gezeigt, dass besonders bei ersten Anzeichen einer Intoxikation die gesteigerte Flüssigkeitsaufnahme von 2-3 Litern täglich hilfreich sein kann. Die medizinische Behandlung konzentriert sich hauptsächlich auf die Normalisierung der erhöhten Kalziumwerte und supportive Maßnahmen [s238]. Im Krankenhaus werden zunächst umfangreiche diagnostische Tests durchgeführt, darunter Blut- und Urinuntersuchungen sowie bildgebende Verfahren [s239]. Ein typisches Behandlungsprotokoll könnte wie folgt aussehen: 1. Intravenöse Flüssigkeitsgabe zur Rehydrierung 2. Überwachung der Vitalzeichen 3. Regelmäßige Kontrolle der Elektrolyte 4. Bei Bedarf Gabe von Medikamenten zur Kalziumsenkung Bei schwerer Toxizität mit Hyperkalzämie (Serumkalzium >14 mg/dL) kommen spezielle Medikamente zum Einsatz [s238]. In besonders schweren Fällen kann eine <u>Hämodialyse</u> notwendig werden, insbesondere wenn ein Nierenversagen droht oder die hyperkalzaemie auf die medikamentöse Therapie nicht ausreichend anspricht [s238]. Die Regenerationszeit ist individuell sehr unterschiedlich. Während sich milde Fälle oft innerhalb weniger Wochen normalisieren, können schwere Intoxikationen bis zu 6 Monate Behandlungszeit erfordern [s237]. Ein praktischer Hinweis für Betroffene: Führen Sie während der Genesungsphase ein Symptomtagebuch und dokumentieren Sie Ihre tägliche Flüssigkeitsaufnahme.

Besonders wichtig ist die Prävention von Langzeitfolgen. Die Behandlung muss so lange fortgeführt werden, bis die Blutwerte wieder im Normalbereich liegen, da sonst das Risiko für dauerhafte Schäden besteht. Mögliche Langzeitkomplikationen umfassen:
- Nieren- und Blutgefäßschäden
- Knochenentmineralisierung
- Chronische Magen-Darm-Probleme
- Anhaltende Muskelschwäche [s237]

Ein interessanter Aspekt ist, dass die Toxizität nicht nur durch übermäßige externe Zufuhr entstehen kann, sondern auch durch endogene Faktoren wie granulomatöse Erkrankungen oder bestimmte Lymphome [s240]. Dies unterstreicht die Bedeutung einer gründlichen diagnostischen Abklärung.

Für Angehörige und Ersthelfer ist es wichtig, im Notfall relevante Informationen bereitzuhalten:
- Alter und Gewicht der betroffenen Person
- Art und Menge des eingenommenen Vitamin D-Präparats
- Zeitpunkt der letzten Einnahme
- Bestehende Vorerkrankungen [s239]

Die Prognose ist bei rechtzeitiger Behandlung meist gut, jedoch können verzögerte Interventionen zu irreversiblen Schäden führen. Ein praktischer Ratschlag für die Zeit nach der akuten Behandlung: Lassen Sie regelmäßig Ihre Nierenfunktion und Kalziumwerte kontrollieren und vermeiden Sie zunächst intensive Sonnenexposition [s241]. Für die Nachsorge empfiehlt sich ein strukturierter Plan: 1. Regelmäßige Laborkontrollen 2. Anpassung der Ernährung 3. Schrittweise Steigerung der körperlichen Aktivität 4. Engmaschige ärztliche Überwachung Bei Unsicherheiten bezüglich der weiteren Vitamin D-Supplementierung sollte unbedingt ärztlicher Rat eingeholt werden [s241]. Die individuelle Dosierung muss nach einer Intoxikation besonders sorgfältig evaluiert werden.

Granulomatös

Bezeichnet knötchenförmige Gewebeneubildungen als Reaktion auf chronische Entzündungen. Diese können in verschiedenen Organen auftreten und den Vitamin D-Stoffwechsel beeinflussen.

Hämodialyse

Ein Blutreinigungsverfahren, bei dem das Blut durch einen Filter außerhalb des Körpers geleitet wird. Dabei werden Giftstoffe und überschüssige Substanzen aus dem Blut entfernt.

- Eine Vitamin D-Überdosierung kann sich durch Hyperkalzämie und Psychosen manifestieren
- Die mediane Serumkonzentration in der Überdosierungsgruppe lag bei 185,5 ng/ml
- Von 15 Kindern mit Vitamin D-Überdosierung entwickelte nur eines eine manifeste Hypercalcämie
- Bei 5% der Patienten wurden Serumspiegel im toxischen Bereich nachgewiesen
- Die Einnahme von 40 IE Vitamin D3 erhöht die Serumkonzentration von 25(OH)D um etwa 1 nM
- Dosen über 800 IE täglich können mit erhöhtem Risiko für Hyperkalzämie verbunden sein
- Die Endocrine Society setzt die obere Grenze bei 10.000 IE täglich an
- Kinder ab 9 Jahren sollten nicht mehr als 2.500 IE täglich aufnehmen
- Schwere Intoxikationen können bis zu 6 Monate Behandlungszeit erfordern
- Toxizität kann auch durch endogene Faktoren wie granulomatöse Erkrankungen entstehen
- Die Leberwerte bleiben bei Vitamin D-Überdosierung meist im Normbereich
- Eine akute Niereninsuffizienz zeigt sich durch erhöhte Kreatinin- und Harnstoffwerte

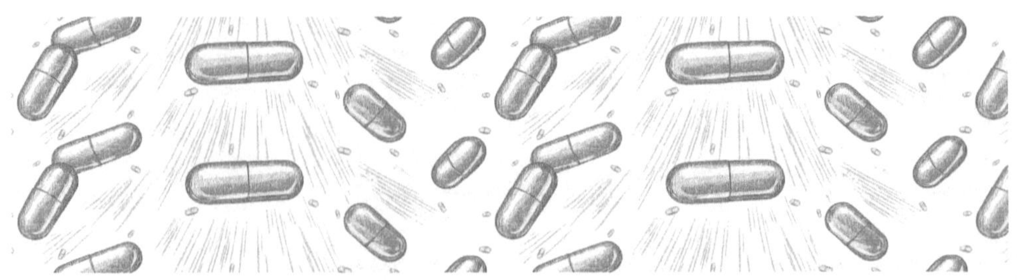

4. 3. Kontraindikationen und Vorsichtsmaßnahmen

ie Supplementierung mit Vitamin D3 erfordert in bestimmten gesundheitlichen Situationen besondere Aufmerksamkeit und spezifische Vorsichtsmaßnahmen. Doch welche Erkrankungen und Medikamente können die Vitamin-D-Aufnahme und den Stoffwechsel beeinflussen? Wie lässt sich das Risiko einer Überdosierung bei bestehenden Grunderkrankungen minimieren? Während die positiven Effekte einer ausreichenden Vitamin-D-Versorgung gut dokumentiert sind, können bestimmte Vorerkrankungen oder Medikamente das empfindliche Gleichgewicht des Vitamin-D-Haushalts stören. Besonders bei Nierenerkrankungen, Sarkoidose, Hyperparathyreoidismus oder der Einnahme von Antikonvulsiva ist eine differenzierte Herangehensweise erforderlich. Die folgenden Ausführungen beleuchten die wichtigsten Kontraindikationen und notwendigen Vorsichtsmaßnahmen bei der Vitamin-D3-Supplementierung - essentielles Wissen für eine sichere und effektive Anwendung.

„Bei Patienten mit Nierenerkrankungen liegt die sichere obere Grenze für die tägliche Vitamin-D-Einnahme bei 10.000 IU.“

4. 3. 1. Vitamin D bei Nierenerkrankungen

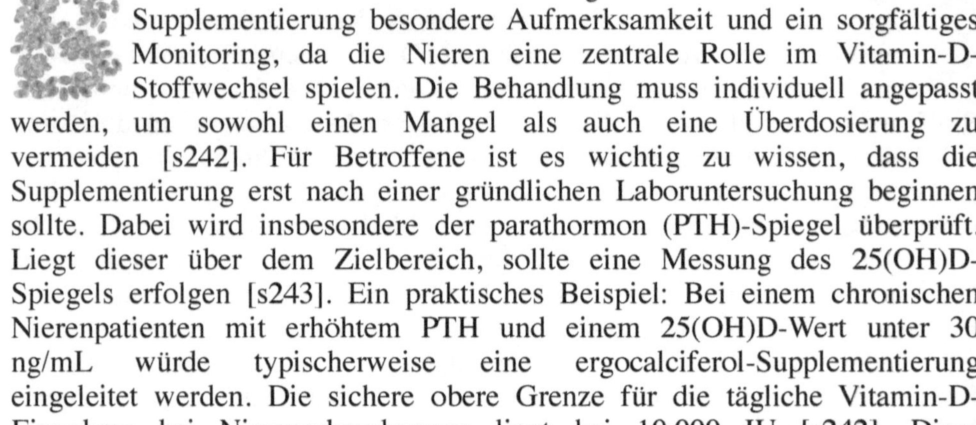

ei Patienten mit Nierenerkrankungen erfordert die Vitamin-D-Supplementierung besondere Aufmerksamkeit und ein sorgfältiges Monitoring, da die Nieren eine zentrale Rolle im Vitamin-D-Stoffwechsel spielen. Die Behandlung muss individuell angepasst werden, um sowohl einen Mangel als auch eine Überdosierung zu vermeiden [s242]. Für Betroffene ist es wichtig zu wissen, dass die Supplementierung erst nach einer gründlichen Laboruntersuchung beginnen sollte. Dabei wird insbesondere der parathormon (PTH)-Spiegel überprüft. Liegt dieser über dem Zielbereich, sollte eine Messung des 25(OH)D-Spiegels erfolgen [s243]. Ein praktisches Beispiel: Bei einem chronischen Nierenpatienten mit erhöhtem PTH und einem 25(OH)D-Wert unter 30 ng/mL würde typischerweise eine ergocalciferol-Supplementierung eingeleitet werden. Die sichere obere Grenze für die tägliche Vitamin-D-Einnahme bei Nierenerkrankungen liegt bei 10.000 IU [s242]. Diese Obergrenze sollte keinesfalls überschritten werden, da es sonst zu schwerwiegenden Komplikationen kommen kann. Patienten sollten ein Einnahmetagebuch führen und regelmäßig ihre Laborwerte kontrollieren lassen.

Besondere Vorsicht ist geboten, da eine Vitamin-D-Überdosierung bei Nierenerkrankungen schneller zu toxischen Effekten führen kann als bei Gesunden. Die Symptome einer Intoxikation können vielfältig sein und umfassen:
- Verstärkter Durst und häufiges Wasserlassen (Polyurie)
- Appetitlosigkeit und Übelkeit
- Verstopfung
- Erschöpfung
- Muskelkrämpfe
- Knochenschmerzen [s242]

Für die behandelnden Ärzte ist es wichtig, die Calcium- und Phosphatspiegel engmaschig zu überwachen. Die Supplementierung sollte gestoppt werden, wenn der korrigierte Calciumspiegel über 10,2 mg/dL oder der Phosphatspiegel über 4,6 mg/dL steigt [s243]. Ein praktischer Tipp für Patienten: Lassen Sie sich die individuellen Grenzwerte von Ihrem Arzt aufschreiben und dokumentieren Sie diese zusammen mit Ihren

Laborergebnissen.

Die Verwendung von aktivem Vitamin D und seinen Analoga bei chronischer Nierenerkrankung erfordert besondere Aufmerksamkeit, da diese zu unerwünschten Wirkungen wie erhöhten Calciumwerten im Blut und adynamischer Knochenerkrankung führen können [s244]. Patienten sollten daher auf folgende Warnsignale achten und diese umgehend mit ihrem Arzt besprechen:
- Ungewöhnliche Müdigkeit
- Neu auftretende Knochenschmerzen
- Verdauungsprobleme
- Veränderungen beim Wasserlassen

Im schlimmeren Fall können sich bei einer Vitamin-D-Intoxikation Nierenfunktionsstörungen entwickeln, es kann zu Verkalkungen in den Nieren (Nephrocalcinosis) kommen, und neurologische Symptome wie Bewusstseinsstörungen oder sogar Krampfanfälle können auftreten [s242]. Daher ist es für Patienten essenziell, sich an die verschriebene Dosierung zu halten und regelmäßige Kontrolluntersuchungen wahrzunehmen. Die Studienlage zur Vitamin-D-Supplementierung bei chronischer Nierenerkrankung zeigt unterschiedliche Ergebnisse [s244]. Während bestimmte Formen von Vitamin D den Parathormonspiegel zuverlässig senken können, muss die Erhöhung des fgf23-Spiegels (Fibroblast Growth Factor 23) sorgfältig beobachtet werden. Patienten sollten daher in enger Abstimmung mit ihrem Nephrologen stehen und das Behandlungsschema regelmäßig überprüfen lassen. Ein praktischer Ansatz für die Therapieüberwachung ist die Führung eines Gesundheitstagebuchs, in dem neben der Vitamin-D-Einnahme auch mögliche Symptome und das allgemeine Befinden dokumentiert werden. Dies hilft dem behandelnden Arzt, die Therapie optimal anzupassen und mögliche Nebenwirkungen frühzeitig zu erkennen.

4. 3. 2. Vorsicht bei Sarkoidose und Granulomatosen

ei <u>Sarkoidose</u> und anderen <u>granulomatösen</u> Erkrankungen ist besondere Vorsicht bei der Vitamin-D-Supplementierung geboten, da diese Erkrankungen den Vitamin-D-Stoffwechsel erheblich beeinflussen können. Der Grund dafür liegt in der besonderen Stoffwechselsituation: Die Granulome, die sich bei diesen Erkrankungen bilden, produzieren verstärkt das Enzym 1α-Hydroxylase [s245]. Dies führt zu einer erhöhten Umwandlung von Vitamin D in seine aktive Form, was wiederum das Risiko für eine hyperkalzaemie (erhöhte Calciumwerte im Blut) steigert. Für Betroffene ist es daher unerlässlich, vor Beginn einer Vitamin-D-Supplementierung eine gründliche Baseline-Untersuchung der Calcium-Werte durchführen zu lassen [s246]. Diese Erstuntersuchung dient als wichtiger Ausgangspunkt für die weitere Überwachung des Calciumstoffwechsels. Ein praktisches Beispiel: Ein Patient mit neu diagnostizierter Sarkoidose sollte zunächst seine Calcium- und Vitamin-D-Werte bestimmen lassen, bevor er mit einer Supplementierung beginnt. Diese Werte sollten in einem persönlichen Gesundheitstagebuch dokumentiert werden. Interessanterweise zeigen Forschungsergebnisse einen komplexen Zusammenhang zwischen Vitamin-D-Spiegeln und der Krankheitsaktivität bei Sarkoidose. Ein niedriger Vitamin-D-Spiegel (<u>Hypovitaminose</u> D) scheint mit einer höheren Krankheitsaktivität verbunden zu sein [s245]. Dies stellt Ärzte und Patienten vor eine besondere Herausforderung: Einerseits könnte eine Vitamin-D-Supplementierung potenziell vorteilhaft sein, andererseits besteht das Risiko einer Hyperkalzämie. Für die praktische Umsetzung empfiehlt sich folgendes Vorgehen: 1. Regelmäßige Kontrolle der Calciumwerte, idealerweise alle 3-4 Wochen zu Beginn der Supplementierung

2. Führung eines detaillierten Symptomtagebuchs mit besonderem Augenmerk auf:

- Übelkeit

- Appetitlosigkeit

- Verstärkte Müdigkeit

- Muskel- oder Gelenkschmerzen
- Vermehrtes Durstgefühl

Eine Studie mit 104 Sarkoidose-Patienten zeigte, dass etwa 5% der Patienten unter Calcium- und Vitamin-D-Supplementierung eine Hyperkalzämie entwickelten [s245]. Wichtig ist jedoch die Erkenntnis, dass die Supplementierung nicht die primäre Ursache der Hyperkalzämie war. Dies unterstreicht die Notwendigkeit einer individuellen Betrachtung jedes einzelnen Falls. Für die Praxis bedeutet dies, dass Patienten mit Sarkoidose oder anderen granulomatösen Erkrankungen ihre Vitamin-D-Supplementierung besonders eng mit ihrem behandelnden Arzt abstimmen sollten. Ein sinnvoller Ansatz ist die schrittweise Einführung der Supplementierung mit regelmäßigen Kontrollen der relevanten Laborwerte.

Betroffene sollten zudem lernen, auf frühe Warnsignale einer Hyperkalzämie zu achten. Diese können subtil sein und werden oft übersehen. Ein praktischer Tipp ist die Verwendung einer Symptom-Checkliste, die täglich durchgegangen wird. Dabei sollten auch scheinbar harmlose Veränderungen wie:
- Leichte Konzentrationsstörungen
- Vermehrtes Wasserlassen
- Verdauungsveränderungen
- Ungewöhnliche Müdigkeit

dokumentiert und mit dem behandelnden Arzt besprochen werden. Die Dosierung der Vitamin-D-Supplementierung sollte bei diesen Erkrankungen in der Regel niedriger angesetzt werden als bei gesunden Menschen. Eine engmaschige Überwachung und gegebenenfalls Anpassung der Dosis ist essentiell für eine sichere Supplementierung.

Glossar

Granulomatose

Eine Gruppe von Erkrankungen, bei denen sich kleine Entzündungsherde (Granulome) in verschiedenen Geweben des Körpers bilden, oft als Reaktion auf eine Infektion oder andere Reize.

Hypovitaminose

Ein Zustand des Vitaminmangels, der unter dem empfohlenen Mindestwert liegt und verschiedene gesundheitliche Probleme verursachen kann.

Sarkoidose

Eine entzündliche Systemerkrankung, bei der sich kleine Knötchen (Granulome) in verschiedenen Organen bilden, am häufigsten in der Lunge und den Lymphknoten.

4. 3. 3. Besondere Vorsicht bei Hyperparathyreoidismus

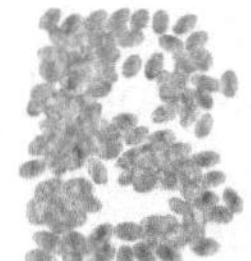

ei primärem Hyperparathyreoidismus (pHPT) ist bei der Vitamin-D3-Supplementierung äußerste Vorsicht geboten, da diese Erkrankung bereits zu einem gestörten Calcium-Stoffwechsel führt [s247]. Die übermäßige Produktion von Parathormon durch die Nebenschilddrüsen kann in Kombination mit Vitamin D3 zu einer gefährlichen Verstärkung der hyperkalzaemie führen. Für Betroffene ist ein strukturiertes Monitoring-Programm unerlässlich. Die Behandlung darf ausschließlich unter fachärztlicher Aufsicht erfolgen [s248]. Ein konkretes Beispiel für den Überwachungsplan: In der ersten Woche nach Therapiebeginn erfolgt die erste Kontrolle der biochemischen Parameter, weitere Kontrollen finden in Woche 4, 8 und 12 statt. Dabei werden insbesondere die Calcium-Werte und die Nierenfunktion überprüft.

Patienten sollten ein detailliertes Gesundheitstagebuch führen, in dem sie täglich folgende Aspekte dokumentieren:
- Allgemeines Wohlbefinden
- Auftreten von Müdigkeit oder Schwäche
- Verdauungsprobleme
- Veränderungen beim Wasserlassen
- Muskel- oder Gelenkbeschwerden

Besonders kritisch ist die Situation bei Patienten mit zusätzlicher Hyperkalziurie oder Urolithiasis (Nierensteine). Hier muss der behandelnde Arzt eine sorgfältige Risiko-Nutzen-Abwägung vornehmen [s247]. Ein praktischer Tipp für Betroffene: Führen Sie zusätzlich zum Gesundheitstagebuch ein Trinkprotokoll und achten Sie auf eine ausreichende Flüssigkeitszufuhr von mindestens 2,5 Litern täglich. Bei Verdacht auf einen

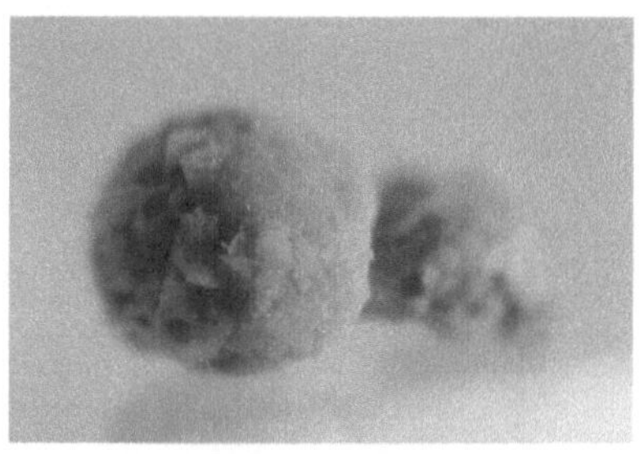

Urolithiasis [i14]

maskierten pHPT - dies bedeutet, dass die typischen Laborwertveränderungen durch einen gleichzeitigen Vitamin-D-Mangel überdeckt werden - ist besondere Aufmerksamkeit erforderlich [s248]. In solchen Fällen kann eine zunächst unauffällig erscheinende Vitamin-D3-

Supplementierung zu einer plötzlichen Demaskierung des pHPT führen. Patienten sollten daher geschult werden, auch subtile Veränderungen wahrzunehmen und zu dokumentieren. Ein wichtiger Ausschluss: Patienten mit fortgeschrittener Niereninsuffizienz (geschätzte GFR unter 30 ml/min/1,73 m^2) benötigen ein speziell angepasstes Behandlungsprotokoll [s248]. Für diese Patientengruppe gelten gesonderte Richtlinien, die mit einem <u>Nephrologen</u> abgestimmt werden müssen. Zur praktischen Umsetzung empfiehlt sich folgendes Vorgehen: 1. Erstellen Sie gemeinsam mit Ihrem Arzt einen individuellen Überwachungsplan 2. Legen Sie ein Laborwertetagebuch an 3. Dokumentieren Sie alle Medikamenteneinnahmen 4. Notieren Sie Auffälligkeiten oder Beschwerden 5. Vereinbaren Sie regelmäßige Kontrolltermine

Bei den ersten Anzeichen einer Verschlechterung wie:
- Verstärkter Durst
- Häufigeres Wasserlassen
- Verdauungsstörungen
- Konzentrationsschwierigkeiten

sollte umgehend der behandelnde Arzt kontaktiert werden. Die Therapieüberwachung sollte dabei nicht nur die Laborwerte, sondern auch das subjektive Wohlbefinden des Patienten berücksichtigen. Ein ganzheitlicher Behandlungsansatz, der auch Lifestyle-Faktoren wie Ernährung und Bewegung einbezieht, hat sich in der Praxis bewährt.

Glossar

Hyperkalziurie
Eine erhöhte Calciumausscheidung über den Urin, die das Risiko für Nierensteine deutlich erhöht und die Nierenfunktion beeinträchtigen kann.

Hyperparathyreoidismus
Eine Erkrankung, bei der die Nebenschilddrüsen zu viel Parathormon produzieren. Dies kann zu Knochenschwund, Nierenproblemen und erhöhten Calciumwerten im Blut führen.

Nephrologe
Ein Facharzt für Nierenerkrankungen, der sich auf die Diagnose und Behandlung von Erkrankungen des Harnsystems spezialisiert hat.

Urolithiasis
Die medizinische Bezeichnung für die Bildung von Steinen im Harnsystem, die zu starken Schmerzen und Nierenschäden führen können.

4. 3. 4. Anpassung bei Einnahme von Antikonvulsiva

ei der Einnahme von <u>Antikonvulsiva</u> (Antiepileptika) ist eine besondere Beachtung des Vitamin-D-Haushalts erforderlich, da diese Medikamente den Vitamin-D-Stoffwechsel signifikant beeinflussen können [s249]. Besonders deutlich zeigt sich dieser Effekt bei der Verwendung von <u>Carbamazepin</u>, das nachweislich zu einer Reduktion der 25-Hydroxy-Vitamin-D-Spiegel (25OHD) führt [s249]. Der zugrundeliegende Mechanismus basiert auf der Aktivierung des Enzyms CYP3A4 in der Leber durch bestimmte Antiepileptika. Dieses Enzym beschleunigt den Abbau von Vitamin D zu inaktiven <u>Metaboliten</u> [s250]. Als Folge dieser verstärkten Metabolisierung können die Vitamin-D-Spiegel im Körper deutlich absinken, was langfristig negative Auswirkungen auf die Knochengesundheit haben kann [s250]. Für Patienten, die dauerhaft Antikonvulsiva einnehmen, ergeben sich daraus wichtige praktische Konsequenzen:

1. Regelmäßige Überwachung der Vitamin-D-Spiegel:
- Zu Therapiebeginn sollte eine Baseline-Messung erfolgen
- Vierteljährliche Kontrollen im ersten Jahr
- Anschließend halbjährliche Überprüfungen bei stabilen Werten

2. Anpassung der Vitamin-D-Supplementierung:
- Höhere Dosierungen können erforderlich sein
- Individuelle Anpassung basierend auf regelmäßigen Messungen
- Dokumentation der Einnahme und der Messwerte in einem Therapietagebuch

Ein praktisches Beispiel verdeutlicht die Notwendigkeit der engmaschigen Überwachung: Ein Patient, der seit zwei Jahren Carbamazepin einnimmt, sollte seine Vitamin-D-Spiegel alle 6 Monate überprüfen lassen. Bei einem festgestellten Vitamin-D-Mangel kann eine höhere Supplementierungsdosis notwendig sein, die jedoch sorgfältig <u>titriert</u> werden muss.

Besonders wichtig ist die Beachtung möglicher Warnsignale, die auf einen Vitamin-D-Mangel hinweisen können:
- Zunehmende Müdigkeit
- Muskelschmerzen oder -schwäche
- Erhöhte Infektanfälligkeit
- Stimmungsschwankungen

Für die praktische Umsetzung empfiehlt sich folgendes Vorgehen: 1. Führen Sie ein Einnahmeprotokoll für Antikonvulsiva und Vitamin D 2. Dokumentieren Sie auftretende Symptome 3. Halten Sie regelmäßige Kontrolltermine ein 4. Besprechen Sie Auffälligkeiten zeitnah mit dem behandelnden Arzt Die Forschung zeigt, dass Langzeitanwender von Antiepileptika im Vergleich zu Kontrollgruppen nicht nur niedrigere Vitamin-D-Spiegel, sondern auch eine verminderte Knochendichte aufweisen [s250]. Dies unterstreicht die Bedeutung einer proaktiven Überwachung und Supplementierung. Für behandelnde Ärzte ist es wichtig zu wissen, dass die Verwendung von CYP3A4-induzierenden Medikamenten als potenzieller Risikofaktor für einen Vitamin-D-Mangel berücksichtigt werden muss [s251]. Die aktuelle Studienlage weist jedoch auch darauf hin, dass der Einfluss von Antikonvulsiva auf den Vitamin-D-Status in bestimmten Patientengruppen noch nicht ausreichend untersucht ist [s251]. Dies macht eine individuelle Betrachtung und Anpassung der Therapie umso wichtiger.

Ein weiterer praktischer Tipp für Betroffene ist die Erstellung eines persönlichen Vitamin-D-Management-Plans in Zusammenarbeit mit dem behandelnden Arzt. Dieser sollte folgende Aspekte umfassen:
- Individuell angepasste Supplementierungsdosis
- Zeitplan für Kontrolluntersuchungen
- Liste relevanter Symptome zur Selbstbeobachtung
- Notfallkontakte für akute Probleme

Die regelmäßige Überprüfung und Anpassung dieses Plans ist essenziell für eine erfolgreiche Langzeittherapie.

Glossar

Antikonvulsiva
Medikamente zur Behandlung von epileptischen Anfällen, die die elektrische Aktivität im Gehirn regulieren. Auch bekannt als Antiepileptika.

Carbamazepin
Ein häufig verschriebenes Antikonvulsivum, das auch bei Nervenschmerzen und bipolaren Störungen eingesetzt wird.

Metabolit
Zwischenprodukte und Endprodukte, die bei der Umwandlung von Stoffen im Körper entstehen.

Titrieren
Schrittweise Anpassung einer Medikamentendosis, um die optimale Wirkung bei minimalen Nebenwirkungen zu erreichen.

- Bei Nierenerkrankungen liegt die sichere obere Grenze für die tägliche Vitamin-D-Einnahme bei 10.000 IU.

- Die Supplementierung sollte gestoppt werden, wenn der korrigierte Calciumspiegel über 10,2 mg/dL oder der Phosphatspiegel über 4,6 mg/dL steigt.

- Bei Sarkoidose produzieren die Granulome verstärkt das Enzym 1α-Hydroxylase, was zu erhöhter Umwandlung von Vitamin D in seine aktive Form führt.

- Eine Studie mit 104 Sarkoidose-Patienten zeigte, dass etwa 5% unter Calcium- und Vitamin-D-Supplementierung eine Hyperkalzämie entwickelten.

- Bei primärem Hyperparathyreoidismus kann die Vitamin-D3-Supplementierung zu einer gefährlichen Verstärkung der Hyperkalzämie führen.

- Ein maskierter pHPT kann durch einen gleichzeitigen Vitamin-D-Mangel überdeckt werden.

- Carbamazepin führt nachweislich zu einer Reduktion der 25-Hydroxy-Vitamin-D-Spiegel durch Aktivierung des Enzyms CYP3A4.

- Langzeitanwender von Antiepileptika weisen im Vergleich zu Kontrollgruppen nicht nur niedrigere Vitamin-D-Spiegel, sondern auch eine verminderte Knochendichte auf.

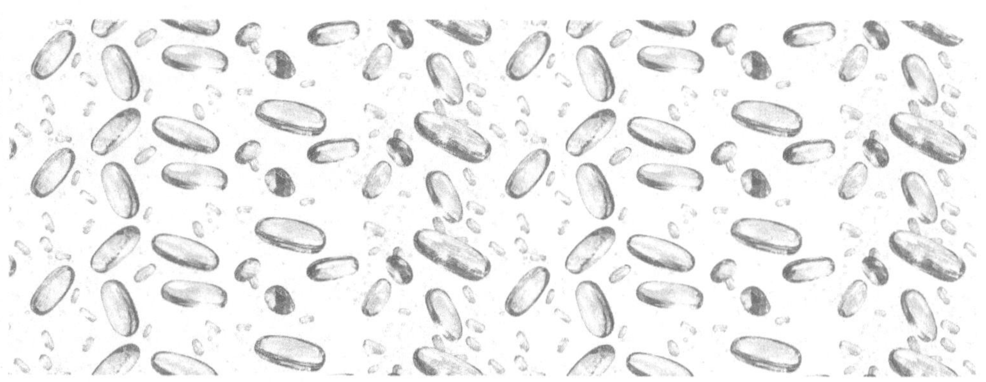

Rückblick - 4. Sicherheit und Monitoring

- Der optimale Vitamin D-Spiegel liegt bei 50-125 nmol/L, gemessen als 25-Hydroxyvitamin D
- Ein schwerer Mangel unter 30 nmol/L kann dramatische Gesundheitsfolgen haben
- Die LC-MS/MS-Methode gilt als Goldstandard für die Vitamin D-Bestimmung
- Vitamin D-Bindungsprotein ist bei Intensivpatienten deutlich niedriger und bei Schwangeren höher
- Die ersten Anzeichen einer Überdosierung entwickeln sich oft schleichend und werden leicht übersehen
- Eine Vitamin D-Toxizität kann die Knochen schwächen und zu Organschäden an Herz und Nieren führen
- Bei Sarkoidose produzieren die Granulome verstärkt das Enzym 1α-Hydroxylase
- Etwa 5% der Sarkoidose-Patienten entwickeln unter Supplementierung eine Hyperkalzämie
- Bei primärem Hyperparathyreoidismus kann Vitamin D3 die Hyperkalzämie gefährlich verstärken
- Antikonvulsiva aktivieren das Enzym CYP3A4, das den Vitamin D-Abbau beschleunigt
- Bereits 40 IE Vitamin D3 erhöhen die Serumkonzentration um etwa 1 nM
- Die tolerierbare Obergrenze liegt bei 2.500 IE täglich für Kinder ab 9 Jahren und Erwachsene
- Multivariate Regressionsmodelle können Risikofaktoren für Vitamin D-Mangel vorhersagen

Kostenlose Zusatzangebote in Planung

Wir freuen uns, Ihnen künftig ergänzende kostenlose Materialien zu diesem Buch anbieten zu können:

- Ein exklusives Bonuskapitel mit zusätzlichen Inhalten
- Eine kompakte Zusammenfassung des gesamten Buches im PDF-Format

Die Veröffentlichung dieser Materialien ist für Januar 2025 geplant.
Besuchen Sie gerne schon heute unsere Website. Sobald unser Newsletter-Service startet (voraussichtlich Januar 2025), können Sie sich dort für Updates registrieren und verpassen keine Neuigkeiten zu den kostenlosen Zusatzangeboten.

SaageBooks.com/de/vitamin_d3_supplementierung-bonus-SH8FTI

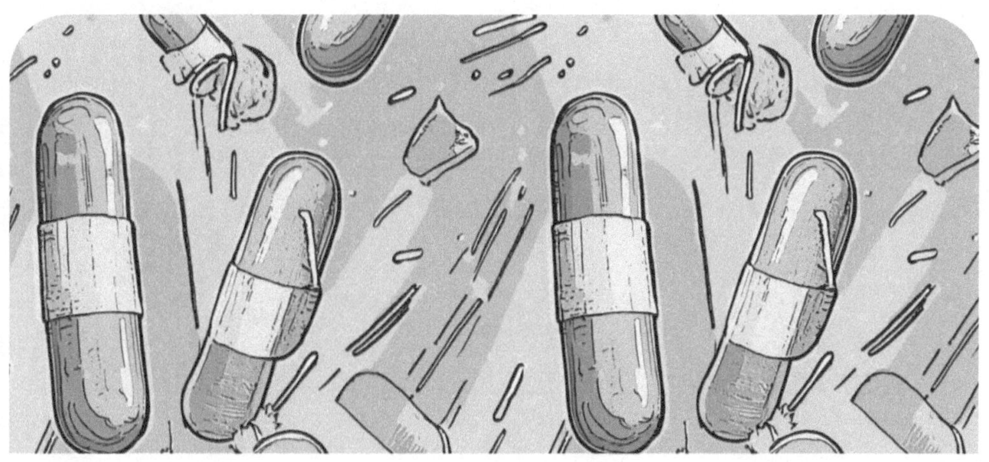

160

Liebe Leserinnen, liebe Leser,

Ich fühle mich sehr geehrt, dass Sie sich die Zeit genommen haben, mein Buch von Anfang bis Ende zu lesen. Als Autor ist es mein größter Wunsch, Ihnen wertvolle Erkenntnisse und praktische Hilfestellungen mit auf den Weg zu geben. Ihr Vertrauen in meine Arbeit bedeutet mir sehr viel. Ich hoffe, die Lektüre war für Sie bereichernd. Sollten Sie Fragen oder Anregungen haben, können Sie mich gerne über unsere Website kontaktieren.

Wenn Ihnen dieses Buch gefallen hat, würde ich mich sehr über eine ehrliche Rezension freuen. Ihre Meinung ist mir wichtig und hilft anderen Lesern bei ihrer Entscheidung. Sie können Ihre ehrliche Bewertung ganz einfach auf der Verkaufsplattform hinterlassen, über die Sie das Buch erworben haben.
Vielen Dank für Ihre Unterstützung!

Artemis Saage

Saage Media GmbH

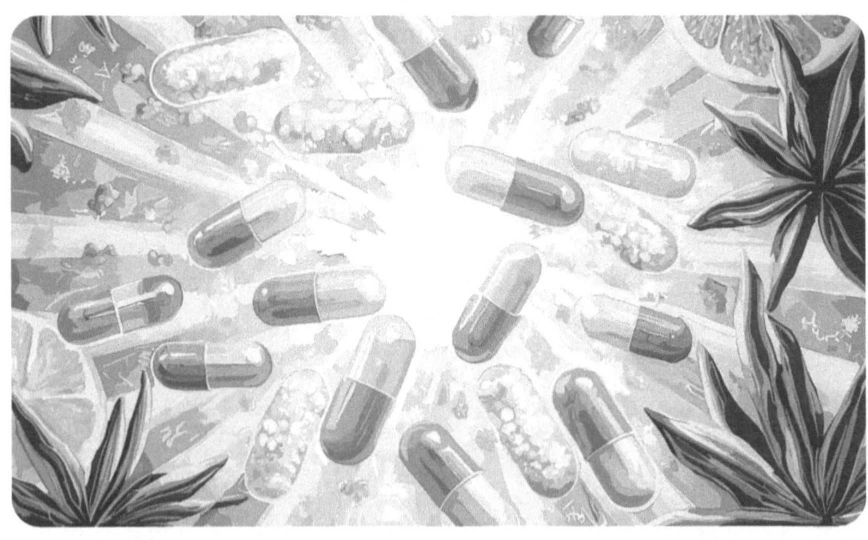

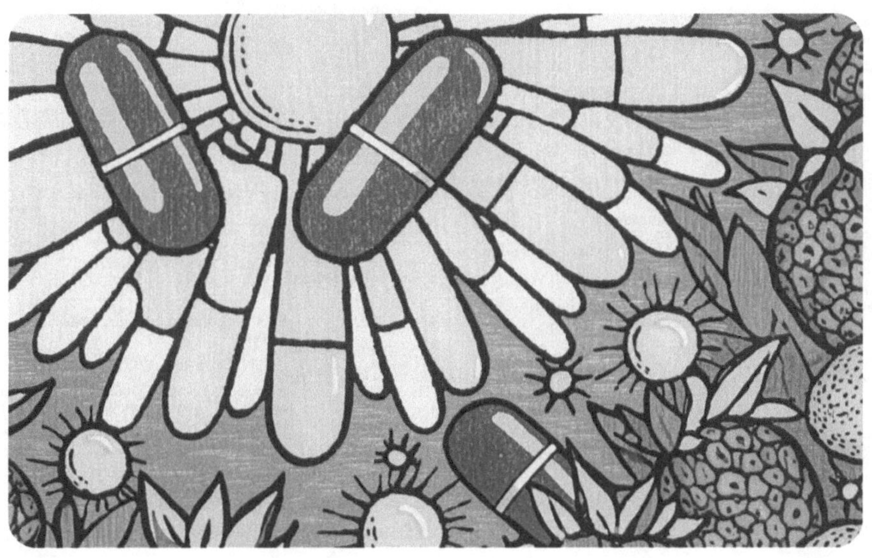

Quellen

Mein aufrichtiger Dank gilt allen Autorinnen und Autoren der zitierten wissenschaftlichen und nicht-wissenschaftlichen Quellen, den Betreibern der referenzierten Internetseiten sowie den Urheberinnen und Urhebern der verwendeten Bilder, Grafiken und Studien, deren wertvolle Arbeiten wesentlich zur Entstehung dieses Buches beigetragen haben.
Für weitere Informationen empfehle ich Ihnen, die verlinkten Quellen-Websites zu besuchen.

Alle Quellen wurden zuletzt aufgerufen am: 2024-12-20

[s1] - https://pubmed.ncbi.nlm.nih.gov/2825606/
Autor: M F Holick, E Smith, S Pincus **Titel:** Skin as the site of vitamin D synthesis and target tissue for 1,25-dihydroxyvitamin D3. Use of calcitriol (1,25-dihydroxyvitamin D3) for treatment of psoriasis
von: US Department of AgricultureHuman Nutrition Research Center, Tufts University **Erscheinungsdatum:** 1987-12
Webseite: PubMed **Publisher:** Archives of Dermatology

[s2] - https://ec.europa.eu/health/scientific_committees/scheer/docs/sunbeds_co99a_en.pdf
Autor: Michael F Holick, Tai C Chen, Zhiren Lu, Edward Sauter **Titel:** Vitamin D and Skin Physiology: A D-Lightful Story
Erscheinungsdatum: 2007 **Webseite:** European Commission
Publisher: American Society for Bone and Mineral Research

[s3] - https://pubmed.ncbi.nlm.nih.gov/2839537/
Autor: A R Webb, L Kline, M F Holick **Titel:** Influence of season and latitude on the cutaneous synthesis of vitamin D3: exposure to winter sunlight in Boston and Edmonton will not promote vitamin D3 synthesis in human skin
von: Boston University Medical School **Erscheinungsdatum:** 1988-08
Webseite: PubMed **Publisher:** J Clin Endocrinol Metab

[s4] - https://lpi.oregonstate.edu/mic/health-disease/skin-health/vitamin-D
Titel: Vitamin D and Skin Health **von:** Oregon State University
Webseite: Linus Pauling Institute Micronutrient Information Center

[s5] - https://www.nature.com/articles/s41598-024-54188-5
Autor: Mehmet Ali Kallioglu, Ashutosh Sharma, Aysan Kallioglu, Sunil Kumar, Rohit Khargotra, Tej Singh **Titel:** UV index-based model for predicting synthesis of (pre-)vitamin D3 in the mediterranean basin
von: Nature Publishing Group **Erscheinungsdatum:** 2024-02-12
Webseite: nature.com **Publisher:** Scientific Reports

[s6] - https://www.skincancer.org/blog/sun-protection-and-vitamin-d/
Autor: ANNE MARIE MCNEILL, MD, PHD and ERIN WESNER **Titel:** Sun Protection and Vitamin D
von: Skin Cancer Foundation **Erscheinungsdatum:** March 14, 2019
Webseite: Skin Cancer Foundation

[s7] - https://www.yalemedicine.org/news/vitamin-d-myths-debunked
Autor: Colleen Moriarty **Titel:** Vitamin D Myths D-bunked
von: Yale Medicine **Erscheinungsdatum:** March 15, 2018
Webseite: Yale Medicine

[s8] - https://www.nature.com/articles/s12276-018-0038-9
Autor: Sang-Min Jeon, Eun-Ae Shin **Titel:** Exploring vitamin D metabolism and function in cancer
von: Nature Publishing Group **Erscheinungsdatum:** 2018-04-16
Webseite: nature.com **Publisher:** Nature Publishing Group

[s9] - https://biotechnologyforbiofuels.biomedcentral.com/articles/10.1186/s13068-022-02209-8
Autor: Zheyi Wang, Yan Zeng, Hongmin Jia, Niping Yang, Mengshuang Liu, Mingyue Jiang, Yanning Zheng **Titel:** Bioconversion of vitamin D3 to bioactive calcifediol and calcitriol as high-value compounds
Erscheinungsdatum: 13 October 2022 **Webseite:** Biotechnology for Biofuels and Bioproducts
Publisher: BMC

[s10] - https://www.ncbi.nlm.nih.gov/books/NBK278935/
Autor: Daniel D. Bikle, MD, PhD **Titel:** Vitamin D: Production, Metabolism and Mechanisms of Action
von: National Library of Medicine, National Institutes of Health **Erscheinungsdatum:** December 31, 2021
Webseite: NCBI Bookshelf **Publisher:** MDText.com, Inc.

[s11] - https://pubmed.ncbi.nlm.nih.gov/7584527/
Autor: M F Holick
Titel: Defects in the synthesis and metabolism of vitamin D
von: Boston University Medical Center
Erscheinungsdatum: 1995
Webseite: PubMed
Publisher: Exp Clin Endocrinol Diabetes

[s12] - https://clinicalepigeneticsjournal.biomedcentral.com/articles/10.1007/s13148-011-0021-y
Autor: Heidrun Karlic, Franz Varga
Titel: Impact of vitamin D metabolism on clinical epigenetics
Erscheinungsdatum: 08 February 2011
Webseite: Clinical Epigenetics
Publisher: BMC

[s13] - https://www.ncbi.nlm.nih.gov/books/NBK441912/
Autor: Krati Chauhan; Mahsa Shahrokhi; Martin R. Huecker
Titel: Vitamin D
von: StatPearls Publishing
Erscheinungsdatum: 2024 Jan-
Webseite: NCBI Bookshelf
Publisher: National Library of Medicine, National Institutes of Health

[s14] - https://www.nature.com/articles/boneres201641
Autor: Vaishali Veldurthy, Ran Wei, Leyla Oz, Puneet Dhawan, Yong Heui Jeon, Sylvia Christakos
Titel: Vitamin D, calcium homeostasis and aging
von: Nature Publishing Group
Erscheinungsdatum: 2016-10-18
Webseite: Nature
Publisher: Nature Publishing Group

[s15] - https://www.ncbi.nlm.nih.gov/books/NBK482510/
Autor: John J. Lofrese; Hajira Basit; Sarah L. Lappin
Titel: Physiology, Parathyroid
von: StatPearls Publishing
Erscheinungsdatum: 2024 Jan-
Webseite: NCBI Bookshelf
Publisher: National Library of Medicine, National Institutes of Health

[s16] - https://pubmed.ncbi.nlm.nih.gov/26678915/
Autor: I Szymczak, R Pawliczak
Titel: The Active Metabolite of Vitamin D3 as a Potential Immunomodulator
Erscheinungsdatum: 2016-02
Webseite: PubMed
Publisher: The Foundation for the Scandinavian Journal of Immunology

[s17] - https://pubmed.ncbi.nlm.nih.gov/26678915/
Autor: I Szymczak, R Pawliczak
Titel: The Active Metabolite of Vitamin D3 as a Potential Immunomodulator
von: Medical University of Lodz
Erscheinungsdatum: 2016-02
Webseite: PubMed
Publisher: The Foundation for the Scandinavian Journal of Immunology

[s18] - https://www.nature.com/articles/pr2009130
Autor: Valencia P Walker, Robert L Modlin
Titel: The Vitamin D Connection to Pediatric Infections and Immune Function
von: Nature Publishing Group
Erscheinungsdatum: May 2009
Webseite: nature.com
Publisher: Pediatric Research

[s19] - https://www.thieme-connect.com/products/ejournals/pdf/10.1055/s-0041-1730084.pdf
Autor: Ahmed Yaqinuddin, Ayesha Rahman Ambia, Raghad A. Alaujan
Titel: Immunomodulatory Effects of Vitamin D and Vitamin C to Improve Immunity in COVID-19 Patients
von: Alfaisal University
Erscheinungsdatum: 2021-05-12
Webseite: Thieme
Publisher: Thieme Medical and Scientific Publishers Pvt. Ltd.

[s20] - https://www.explorationpub.com/uploads/Article/A10039/10039.pdf
Autor: Saptadip Samanta
Titel: Vitamin D and immunomodulation in the skin: a useful affirmative nexus
von: Midnapore College
Erscheinungsdatum: June 30, 2021
Webseite: Exploration of Immunology

[s21] - https://bsd.biomedcentral.com/articles/10.1186/s13293-021-00358-3
Autor: Maria Luisa Dupuis, Maria Teresa Pagano, Marina Pierdominici, Elena Ortona
Titel: The role of vitamin D in autoimmune diseases: could sex make the difference?
von: BMC (Biomed Central)
Erscheinungsdatum: 12 January 2021
Webseite: Biology of Sex Differences
Publisher: BMC

[s22] - https://academic.oup.com/braincomms/article-pdf/4/4/fcac171/45028143/fcac171.pdf
Autor: Manon Galoppin, Saniya Kari, Sasha Soldati, Arindam Pal, Manon Rival, Britta Engelhardt, Anne Astier, Eric Thouvenot
Titel: Full spectrum of vitamin D immunomodulation in multiple sclerosis: mechanisms and therapeutic implications
von: Oxford University Press
Erscheinungsdatum: June 30, 2022
Webseite: Oxford Academic
Publisher: Oxford University Press

[s23] - https://www.nature.com/articles/s41598-024-51779-0
Autor: Wei Z. Yeh, Rodney Lea, Jim Stankovich, Sandeep Sampangi, Louise Laverick, Anneke Van der Walt, Vilija Jokubaitis, Melissa Gresle, Helmut Butzkueven
Titel: Transcriptomics identifies blunted immomodulatory effects of vitamin D in people with multiple sclerosis
von: Nature Publishing Group
Erscheinungsdatum: 16 January 2024
Webseite: Nature
Publisher: Scientific Reports

[s24] - https://blog.bridgeathletic.com/vitamin-d-a-key-player-in-bone-health-sports-performance-recovery
Autor: Dr. Emily Kraus
Titel: Vitamin D: A Key Player in Bone Health, Sports Performance, Recovery
von: Bridge Athletic
Erscheinungsdatum: February 13, 2017
Webseite: Bridge Athletic

[s25] - http://www.gssiweb.org/sports-science-exchange/article/ssc-148-the-importance-of-vitamin-d-for-athletes
Autor: Enette Larson-Meyer
Titel: The Importance of Vitamin D for Athletes
von: GSSI
Erscheinungsdatum: July 2015
Webseite: Sports Science Exchange

[s26] - https://www.ncbi.nlm.nih.gov/pmc/articles/PMC4427016/
Autor: Matthieu Halfon, Olivier Phan, Daniel Teta
Titel: Vitamin D: A Review on Its Effects on Muscle Strength, the Risk of Fall, and Frailty
von: Centre Hospitalier Universitaire Vaudois (CHUV)
Erscheinungsdatum: 2015 Apr 27
Webseite: NCBI
Publisher: Hindawi Publishing Corporation

[s27] - https://www.garvan.org.au/news-resources/news/vitamin-d-deficiency-may-impair-muscle-function
Autor: Dr Andrew Philp
Titel: Vitamin D deficiency may impair muscle function
von: Garvan Institute of Medical Research
Erscheinungsdatum: 2021-04-21
Webseite: Garvan Institute of Medical Research

[s28] - https://jissn.biomedcentral.com/articles/10.1186/s12970-015-0093-8
Autor: Dylan T. Dahlquist, Brad P. Dieter, Michael S. Koehle **Titel:** Plausible ergogenic effects of vitamin D on athletic performance and recovery
Erscheinungsdatum: 19 August 2015 **Webseite:** Journal of the International Society of Sports Nutrition
Publisher: BMC

[s29] - https://pubmed.ncbi.nlm.nih.gov/24256495/
Autor: Christian M Girgis, Roderick J Clifton-Bligh, Nigel Turner, Sue Lynn Lau, Jenny E Gunton **Titel:** Effects of vitamin D in skeletal muscle: falls, strength, athletic performance and insulin sensitivity
von: Garvan Institute of Medical Research **Erscheinungsdatum:** 2014-02
Webseite: PubMed **Publisher:** John Wiley Sons Ltd

[s30] - https://pubmed.ncbi.nlm.nih.gov/26535872/
Autor: Matthew A Wyon, Roger Wolman, Alan M Nevill, Ross Cloak, George S Metsios, Douglas Gould, Andrew Ingham, Yiannis Koutedakis **Titel:** Acute Effects of Vitamin D3 Supplementation on Muscle Strength in Judoka Athletes: A Randomized Placebo-Controlled, Double-Blind Trial
Erscheinungsdatum: 2016-07 **Webseite:** PubMed
Publisher: Clin J Sport Med

[s31] - https://jneuroengrehab.biomedcentral.com/articles/10.1186/1743-0003-7-50
Autor: Cédric Annweiler, Manuel Montero-Odasso, Anne M Schott, Gilles Berrut, Bruno Fantino, Olivier Beauchet **Titel:** Fall prevention and vitamin D in the elderly: an overview of the key role of the non-bone effects
Erscheinungsdatum: 11 October 2010 **Webseite:** Journal of NeuroEngineering and Rehabilitation
Publisher: BMC

[s32] - https://pubmed.ncbi.nlm.nih.gov/28516265/
Autor: Michael F Holick **Titel:** The vitamin D deficiency pandemic: Approaches for diagnosis, treatment and prevention
von: Boston University Medical Center **Erscheinungsdatum:** 2017-06
Webseite: PubMed **Publisher:** Springer

[s33] - https://www.nature.com/articles/s41430-020-0558-y
Autor: Karin Amrein, Mario Scherkl, Magdalena Hoffmann, Stefan Neuwersch-Sommeregger, Markus Kstenberger, Adelina Tmava Berisha, Gennaro Martucci, Stefan Pilz, Oliver Malle **Titel:** Vitamin D deficiency 2.0: an update on the current status worldwide
von: Nature Publishing Group **Erscheinungsdatum:** 20 January 2020
Webseite: Nature **Publisher:** European Journal of Clinical Nutrition

[s34] - https://www.yalemedicine.org/conditions/vitamin-d-deficiency
Titel: Vitamin D Deficiency **von:** Yale Medicine
Webseite: Yale Medicine

[s35] - https://lpi.oregonstate.edu/mic/vitamins/vitamin-D
Titel: Vitamin D **von:** Oregon State University
Webseite: Linus Pauling Institute

[s36] - https://bmcgeriatr.biomedcentral.com/articles/10.1186/s12877-016-0405-0
Autor: Isolde Sommer, Ursula Griebler, Christina Kien, Stefanie Auer, Irma Klerings, Renate Hammer, Peter Holzer, Gerald Gartlehner **Titel:** Vitamin D deficiency as a risk factor for dementia: a systematic review and meta-analysis
von: BMC **Erscheinungsdatum:** 2017-01-13
Webseite: BMC Geriatrics **Publisher:** BMC

[s37] - https://medlineplus.gov/vitaminddeficiency.html
Titel: Vitamin D Deficiency **von:** National Library of Medicine
Erscheinungsdatum: April 22, 2024 **Webseite:** MedlinePlus

[s38] - https://www.ncbi.nlm.nih.gov/books/NBK532266/
Autor: Omeed Sizar; Swapnil Khare; Amandeep Goyal; Amy Givler **Titel:** Vitamin D Deficiency
von: StatPearls Publishing **Erscheinungsdatum:** 2024 Jan-
Webseite: NCBI Bookshelf **Publisher:** StatPearls Publishing

[s39] - https://www.nature.com/articles/s41430-020-0558-y
Autor: Karin Amrein, Mario Scherkl, Magdalena Hoffmann, Stefan Neuwersch-Sommeregger, Markus Kstenberger, Adelina Tmava Berisha, Gennaro Martucci, Stefan Pilz, Oliver Malle **Titel:** Vitamin D deficiency 2.0: an update on the current status worldwide
Erscheinungsdatum: 20 January 2020 **Webseite:** Nature
Publisher: European Journal of Clinical Nutrition

[s40] - https://pubmed.ncbi.nlm.nih.gov/31959942/
Autor: Karin Amrein, Mario Scherkl, Magdalena Hoffmann, Stefan Neuwersch-Sommeregger, Markus Kstenberger, Adelina Tmava Berisha, Gennaro Martucci, Stefan Pilz, Oliver Malle **Titel:** Vitamin D deficiency 2.0: an update on the current status worldwide
von: Medical University of Graz **Erscheinungsdatum:** 2020-01-20
Webseite: PubMed **Publisher:** Eur J Clin Nutr

[s41] - https://news.tulane.edu/pr/could-vitamin-deficiency-cause-double-jointedness-and-troubling-connective-tissue-disorder
Autor: Andrew J. Yawn **Titel:** Could a Vitamin Deficiency Cause 'double-jointedness' and Troubling Connective-tissue Disorder?
von: Tulane University **Erscheinungsdatum:** April 10, 2023
Webseite: Tulane News

[s42] - https://lpi.oregonstate.edu/mic/vitamins/vitamin-D
Titel: Vitamin D **von:** Oregon State University
Webseite: Linus Pauling Institute

[s43] - https://bmcnutr.biomedcentral.com/articles/10.1186/s40795-023-00767-0
Autor: Mahendra Kumar Trivedi, Alice Branton, Dahryn Trivedi, Sambhu Mondal, Snehasis Jana **Titel:** Vitamin D3 supplementation improves spatial memory, muscle function, pain score, and modulates different functional physiological biomarkers in vitamin D3 deficiency diet (VDD)-induced rats model
Erscheinungsdatum: 25 September 2023 **Webseite:** BMC Nutrition
Publisher: BMC

[s44] - https://bsd.biomedcentral.com/articles/10.1186/s13293-021-00358-3
Autor: Maria Luisa Dupuis, Maria Teresa Pagano, Marina Pierdominici, Elena Ortona **Titel:** The role of vitamin D in autoimmune diseases: could sex make the difference?
von: BMC **Erscheinungsdatum:** 2021-01-12
Webseite: Biology of Sex Differences **Publisher:** BMC

[s45] - https://www.nature.com/articles/pr2009130
Autor: Valencia P Walker, Robert L Modlin   Titel: The Vitamin D Connection to Pediatric Infections and Immune Function
Erscheinungsdatum:May 2009   Webseite: nature.com
Publisher: Pediatric Research

[s46] - https://link.springer.com/article/10.1007/s00223-019-00577-2
Autor: Stephanie R. Harrison, Danyang Li, Louisa E.Titel: Vitamin D, Autoimmune Disease and Rheumatoid Arthritis
                         Jeffery, Karim Raza, Martin Hewison
von: Springer   Erscheinungsdatum:08 July 2019
Webseite: SpringerLink   Publisher: Calcified Tissue International

[s47] - https://jneuroinflammation.biomedcentral.com/articles/10.1186/1742-2094-9-201
Autor: Gehan A Mostafa, Laila Y AL-Ayadhi   Titel: Reduced serum concentrations of 25-hydroxy vitamin D in children with autism: Relation to autoimmunity
Erscheinungsdatum:17 August 2012   Webseite: Journal of Neuroinflammation
Publisher: BMC

[s48] - https://pubmed.ncbi.nlm.nih.gov/30853311/
Autor: Erin Yamamoto, Trine N Joergensen   Titel: Immunological effects of vitamin D and their relations to autoimmunity
von: Cleveland Clinic   Erscheinungsdatum:2019-03-08
Webseite: PubMed   Publisher: Elsevier Ltd

[s49] - https://pubmed.ncbi.nlm.nih.gov/15585788/
Autor: Michael F Holick   Titel: Sunlight and vitamin D for bone health and prevention of autoimmune diseases, cancers, and cardiovascular disease
von: Boston University Medical Center   Erscheinungsdatum:2004-12
Webseite: PubMed   Publisher: American Journal of Clinical Nutrition

[s50] - https://www.ncbi.nlm.nih.gov/pmc/articles/PMC10379599/
Autor: Mansour Almuqbil, Moneer E Almadani, SalTitel: Impact of Vitamin D Deficiency on Mental Health in University Students: A Cross-Sectional Study
                         em Ahmad Albraiki, Ali Musharraf Alamri,
                         Ahmed Alshehri, Adel Alghamdi, Sultan A
                         lshehri, Syed Mohammed Basheeruddin Asdaq   Webseite: NCBI
Erscheinungsdatum:2023-07-23
Publisher: MDPI

[s51] - https://psychiatry-psychopharmacology.com/en/vitamin-d-deficiency-in-depressive-anxiety-and-adjustment-disorder-13722
Autor: Efruz Pirdogan Aydin, Mihriban Dalkiran Titel: Vitamin D deficiency in depressive, anxiety and adjustment disorder
                         Varkal, Omur Gunday Toker, Omer Akil Ozer,
                         Kayihan Oguz Karamustafalioglu
von: Sisli Hamidiye Etfal Training and ResearchErscheinungsdatum:13 February 2021
                         Hospital
Webseite: Psychiatry and Clinical Psychopharmacology

[s52] - https://link.springer.com/article/10.1007/s13668-022-00441-0
Autor: Serife Akpinar, Makbule Gezmen Karadag   Titel: Is Vitamin D Important in Anxiety or Depression? What Is the Truth?
von: Springer   Erscheinungsdatum:2022-09-13
Webseite: SpringerLink   Publisher: Current Nutrition Reports

[s53] - https://pubmed.ncbi.nlm.nih.gov/24226892/
Autor: Lucinda J Black, Peter Jacoby, Karina L Allen,Titel: Low vitamin D levels are associated with symptoms of depression in young adult males
                         Gina S Trapp, Prue H Hart, Susan M Byrne,
                         Trevor A Mori, Lawrence J Beilin, Wendy H
                         Oddy
von: Telethon Institute for Child Health Research,Erscheinungsdatum:2014-05
                         Centre for Child Health Research, The Univer
                         sity of Western Australia
Webseite: PubMed   Publisher: Aust N Z J Psychiatry

[s54] - https://pubmed.ncbi.nlm.nih.gov/34835934/
Autor: Dominika Guzek, Aleksandra Kolota, KatarTitel: Influence of Vitamin D Supplementation on Mental Health in Diabetic Patients: A Systematic Review
                         zyna Lachowicz, Dominika Skolmowska, Mal
                         gorzata Stachon, Dominika Glabska
von: Warsaw University of Life Sciences (WULS-Erscheinungsdatum:2021-10-20
                         SGGW)
Webseite: pubmed.ncbi.nlm.nih.gov   Publisher: Nutrients

[s55] - https://www.nature.com/articles/s41533-021-00239-7
Autor: Mohammad J. Alkhatatbeh, Haneen S. AlmomTitel: Association of asthma with low serum vitamin D and its related musculoskeletal and psychological symptoms in adults: a case-control study
                         ani, Khalid K. Abdul-Razzak, Shaher Samrah
von: King Abdullah University Hospital   Erscheinungsdatum:2021-05-14
Webseite: Nature   Publisher: npj Primary Care Respiratory Medicine

[s56] - https://lpi.oregonstate.edu/mic/health-disease/skin-health/vitamin-D
Titel: Vitamin D and Skin Health   von: Oregon State University
Webseite: Linus Pauling Institute Micronutrient Information Center

[s57] - https://www.solius.com/benefits-of-sunlight
Titel: The Health Benefits of Sunlight   von: Solius
Webseite: Solius

[s58] - https://www.nature.com/articles/s41598-017-11362-2
Autor: T. A. Kalajian, A. Aldoukhi, A. J. Veronikis,Titel: Ultraviolet B Light Emitting Diodes (LEDs) Are More Efficient and Effective in Producing Vitamin D3 in Human Skin Compared to Natural Sunlight
                         K. Persons, M. F. Holick
Erscheinungsdatum:2017-09-13   Webseite: Nature
Publisher: Scientific Reports

[s59] - https://www.nhs.uk/conditions/vitamins-and-minerals/vitamin-d/
Titel: Vitamin D   von: NHS
Erscheinungsdatum:03 August 2020   Webseite: NHS

[s60] - https://ipo.rpi.edu/invention/uvb-artificial-sunlight-device-vitamin-d-production
Autor: Danuel Carr, Ukwatte Lokuliyanage IndikaTitel: UVB, Artificial Sunlight Device for Vitamin-D Production
                         Upendra Perera, Rohan Nagare
von: Rensselaer Polytechnic Institute   Erscheinungsdatum:14 July, 2020
Webseite: Rensselaer Polytechnic Institute

[s61] - https://www.skincancer.org/blog/sun-protection-and-vitamin-d/
Autor: ANNE MARIE MCNEILL, MD, PHD and ERIN WESNER **Titel:** Sun Protection and Vitamin D
von: Skin Cancer Foundation **Erscheinungsdatum:** March 14, 2019
Webseite: Skin Cancer Foundation

[s62] - https://www.nhs.uk/conditions/vitamins-and-minerals/vitamin-d/
Titel: Vitamin D **von:** NHS
Erscheinungsdatum: 03 August 2020 **Webseite:** NHS

[s63] - https://www.nhs.uk/pregnancy/keeping-well/vitamins-supplements-and-nutrition/
Titel: Vitamins, supplements and nutrition in pregnancy **von:** NHS
Erscheinungsdatum: 1 September 2023 **Webseite:** NHS

[s64] - https://www.ncbi.nlm.nih.gov/books/NBK218749/
Autor: National Research Council (US) Committee on Diet and Health **Titel:** Diet and Health: Implications for Reducing Chronic Disease Risk
Erscheinungsdatum: 1989 **Webseite:** NCBI
Publisher: National Academies Press (US)

[s65] - https://extension.colostate.edu/topic-areas/nutrition-food-safety-health/fat-soluble-vitamins-a-d-e-and-k-9-315/
Autor: J. Clifford, A. Kozil **Titel:** Fat-Soluble Vitamins: A, D, E, and K 9.315
von: Colorado State University Extension **Erscheinungsdatum:** 917
Webseite: Colorado State University Extension

[s66] - https://www.yalemedicine.org/news/vitamin-d-myths-debunked
Autor: Colleen Moriarty **Titel:** Vitamin D Myths D-bunked
von: Yale Medicine **Erscheinungsdatum:** March 15, 2018
Webseite: Yale Medicine

[s67] - https://www.nature.com/articles/s41430-020-0558-y
Autor: Karin Amrein, Mario Scherkl, Magdalena Hoffmann, Stefan Neuwersch-Sommeregger, Markus Kstenberger, Adelina Tmava Berisha, Gennaro Martucci, Stefan Pilz, Oliver Malle **Titel:** Vitamin D deficiency 2.0: an update on the current status worldwide
von: Nature Publishing Group **Erscheinungsdatum:** 20 January 2020
Webseite: Nature **Publisher:** European Journal of Clinical Nutrition

[s68] - https://www.nhs.uk/conditions/vitamins-and-minerals/vitamin-d/
Titel: Vitamin D **von:** NHS
Erscheinungsdatum: 03 August 2020 **Webseite:** NHS

[s69] - https://www.canada.ca/en/health-canada/services/nutrients/vitamin-d.html
Titel: Vitamin D **von:** Government of Canada
Erscheinungsdatum: 2022-05-02 **Webseite:** Canada.ca
Publisher: Health Canada

[s70] - https://www.ncbi.nlm.nih.gov/books/NBK218749/
Autor: National Research Council (US) Committee on Diet and Health **Titel:** Diet and Health: Implications for Reducing Chronic Disease Risk
Erscheinungsdatum: 1989 **Webseite:** NCBI
Publisher: National Academies Press (US)

[s71] - https://medlineplus.gov/ency/article/002399.htm
Titel: Vitamins **von:** National Library of Medicine
Erscheinungsdatum: 01192023 **Webseite:** MedlinePlus
Publisher: A.D.A.M., Inc.

[s72] - https://medlineplus.gov/lab-tests/vitamin-d-test/
Titel: Vitamin D Test **von:** National Library of Medicine
Webseite: MedlinePlus

[s73] - https://extension.colostate.edu/topic-areas/nutrition-food-safety-health/fat-soluble-vitamins-a-d-e-and-k-9-315/
Autor: J. Clifford, A. Kozil **Titel:** Fat-Soluble Vitamins: A, D, E, and K 9.315
von: Colorado State University Extension **Erscheinungsdatum:** 917
Webseite: Colorado State University Extension

[s74] - https://www.yalemedicine.org/news/vitamin-d-myths-debunked
Autor: Colleen Moriarty **Titel:** Vitamin D Myths D-bunked
von: Yale Medicine **Erscheinungsdatum:** March 15, 2018
Webseite: Yale Medicine

[s75] - https://www.skincancer.org/blog/sun-protection-and-vitamin-d/
Autor: ANNE MARIE MCNEILL, MD, PHD and ERIN WESNER **Titel:** Sun Protection and Vitamin D
von: The Skin Cancer Foundation **Erscheinungsdatum:** March 14, 2019
Webseite: Skin Cancer Foundation

[s76] - https://lpi.oregonstate.edu/mic/vitamins/vitamin-D
Titel: Vitamin D **von:** Oregon State University
Webseite: Linus Pauling Institute

[s77] - https://www.foundmyfitness.com/topics/vitamin-d
Autor: Rhonda Patrick **Titel:** Vitamin D
von: FoundMyFitness **Webseite:** FoundMyFitness

[s78] https://www.cambridge.org/core/services/aop-cambridge-core/content/view/49816B8345AFC98DB16320F12608E2A2/S0029665117000349a.pdf/vitamin-d-deficiency-as-a-public-health-issue-using-vitamin-d2-or-vitamin-d3-in-future-fortification-strategies.pdf
Autor: Louise R. Wilson, Laura Tripkovic, Kathryn H. Hart, Susan A Lanham-New **Titel:** Vitamin D deficiency as a public health issue: using vitamin D2 or vitamin D3 in future fortification strategies
von: University of Surrey **Erscheinungsdatum:** 28 March 2017
Webseite: Cambridge University Press **Publisher:** Proceedings of the Nutrition Society

[s79] - http://www.gssiweb.org/sports-science-exchange/article/sse-147-vitamin-d-measurement-supplementation-what-when-why-how-
Autor: Graeme L. Close **Titel:** Vitamin D Measurement Supplementation: What, When, Why How?
von: Gatorade Sports Science Institute (GSSI) **Erscheinungsdatum:** July 2015
Webseite: Sports Science Exchange

[s80] - https://www.cancer.gov/about-cancer/causes-prevention/risk/diet/vitamin-d-fact-sheet
Titel: Vitamin D and Cancer **von:** National Cancer Institute
Erscheinungsdatum: May 9, 2023 **Webseite:** cancer.gov
Publisher: U.S. Department of Health and Human Services

[s81] - https://medlineplus.gov/lab-tests/vitamin-d-test/
Titel: Vitamin D Test **von:** National Library of Medicine
Webseite: MedlinePlus **Publisher:** U.S. Department of Health and Human Services

[s82] - https://www.cancer.gov/about-cancer/causes-prevention/risk/diet/vitamin-d-fact-sheet
Titel: Vitamin D and Cancer **von:** National Cancer Institute
Erscheinungsdatum: May 9, 2023 **Webseite:** cancer.gov
Publisher: U.S. Department of Health and Human Services

[s83] - https://www.yalemedicine.org/news/vitamin-d-myths-debunked
Autor: Colleen Moriarty **Titel:** Vitamin D Myths D-bunked
von: Yale Medicine **Erscheinungsdatum:** March 15, 2018
Webseite: Yale Medicine

[s84] - https://www.ncbi.nlm.nih.gov/books/NBK441912/
Autor: Krati Chauhan; Mahsa Shahrokhi; Martin R. Huecker **Titel:** Vitamin D
von: StatPearls Publishing **Erscheinungsdatum:** 2024 Jan
Webseite: NCBI Bookshelf **Publisher:** National Library of Medicine, National Institutes of Health

[s85] - https://pubmed.ncbi.nlm.nih.gov/10692090/
Autor: H Glerup, K Mikkelsen, L Poulsen, E Hass, S Overbeck, J Thomsen, P Charles, E F Eriksen **Titel:** Commonly recommended daily intake of vitamin D is not sufficient if sunlight exposure is limited
von: University Hospital of Aarhus **Erscheinungsdatum:** 2000-02
Webseite: PubMed **Publisher:** J Intern Med

[s86] - https://www.nature.com/articles/s41430-020-0558-y
Autor: Karin Amrein, Mario Scherkl, Magdalena Hoffmann, Stefan Neuwersch-Sommeregger, Markus Kstenberger, Adelina Tmava Berisha, Gennaro Martucci, Stefan Pilz, Oliver Malle **Titel:** Vitamin D deficiency 2.0: an update on the current status worldwide
von: Nature Publishing Group **Erscheinungsdatum:** 20 January 2020
Webseite: Nature **Publisher:** European Journal of Clinical Nutrition

[s87] https://www.canada.ca/en/health-canada/services/drugs-health-products/drug-products/prescription-drug-list/notices-changes/notice-amendment-vitamin-d.html
Titel: Notice: Prescription Drug List (PDL): Vitamin D **von:** Health Canada
Erscheinungsdatum: 2021-02-22 **Webseite:** Canada.ca

[s88] - https://pubmed.ncbi.nlm.nih.gov/15225842/
Autor: Reinhold Vieth **Titel:** Why the optimal requirement for Vitamin D3 is probably much higher than what is officially recommended for adults
Erscheinungsdatum: 2004-05 **Webseite:** PubMed
Publisher: J Steroid Biochem Mol Biol

[s89] - https://www.nhs.uk/conditions/vitamins-and-minerals/vitamin-d/
Titel: Vitamin D **von:** NHS
Erscheinungsdatum: 03 August 2020 **Webseite:** NHS

[s90] - https://pubmed.ncbi.nlm.nih.gov/18977996/
Autor: Carol L Wagner, Frank R Greer **Titel:** Prevention of rickets and vitamin D deficiency in infants, children, and adolescents
von: American Academy of Pediatrics **Erscheinungsdatum:** 2008-11
Webseite: PubMed **Publisher:** Pediatrics

[s91] - https://www.rnoh.nhs.uk/services/children-and-adolescents/vitamin-d-children
Titel: Vitamin D in Children **von:** RNOH NHS
Webseite: RNOH NHS

[s92] https://www.canada.ca/en/health-canada/services/drugs-health-products/drug-products/prescription-drug-list/notices-changes/notice-amendment-vitamin-d.html
Titel: Notice: Prescription Drug List (PDL): Vitamin D **von:** Health Canada
Erscheinungsdatum: 2021-02-22 **Webseite:** Canada.ca
Publisher: Government of Canada

[s93] - https://pubmed.ncbi.nlm.nih.gov/20229973/
Autor: Catherine F Casey, David C Slawson, Lindsey R Neal **Titel:** Vitamin D supplementation in infants, children, and adolescents
Erscheinungsdatum: 2010-03-15 **Webseite:** PubMed
Publisher: American Family Physician

[s94] - https://lpi.oregonstate.edu/mic/life-stages/older-adults
Titel: Micronutrients for Older Adults **von:** Oregon State University
Webseite: Linus Pauling Institute

[s95] - https://bmcgeriatr.biomedcentral.com/articles/10.1186/s12877-024-05009-x
Autor: Long Tan, Ruiqian He, Xiaoxue Zheng **Titel:** Effect of vitamin D, calcium, or combined supplementation on fall prevention: a systematic review and updated network meta-analysis
von: BMC **Erscheinungsdatum:** 2024-05-02
Webseite: BMC Geriatrics **Publisher:** BMC

[s96] - https://article.imrpress.com/journal/IJVNR/81/4/10.1024/0300-9831/a000072/7638179ac4c524021b0229b0659b5c7d.pdf
Autor: Heike Bischoff-Ferrari, Hannes B. Sthelin, Paul Walter **Titel:** Vitamin D Effects on Bone and Muscle
von: Hogrefe AG **Erscheinungsdatum:** 2011
Webseite: International Journal of Vitamin and Nutrition Research **Publisher:** Hans Huber Publishers

[s97] - https://link.springer.com/article/10.1007/s00198-016-3833-y
Autor: H, Hin, J. Tomson, C. Newman, R. Kurien, M. Lay, J. Cox, J. Sayer, M. Hill, J. Emberson, J. Armitage, R. Clarke **Titel:** Optimum dose of vitamin D for disease prevention in older people: BEST-D trial of vitamin D in primary care
von: Springer **Erscheinungsdatum:** 2016-12-16
Webseite: SpringerLink **Publisher:** Osteoporosis International

[s98] - https://pubmed.ncbi.nlm.nih.gov/17151835/
Autor: H A Bischoff-Ferrari **Titel:** How to select the doses of vitamin D in the management of osteoporosis
Erscheinungsdatum: 2007-04 **Webseite:** PubMed
Publisher: Osteoporosis International

[s99] - https://thischangedmypractice.com/correct-dosing-for-vit-d/
Autor: Dr. Kenneth Madden **Titel:** What is the correct dosing for Vitamin D?
von: The University of British Columbia **Erscheinungsdatum:** December 6, 2011
Webseite: This Changed My Practice **Publisher:** UBC CPD

[s100] - https://betterhealthwhileaging.net/vitamin-d-healthy-aging-dose-faqs/
Autor: Leslie Kernisan, MD MPH   **Titel:** Vitamin D: What to Know (Why to Be Careful About High Doses)
von: Better Health While Aging   **Erscheinungsdatum:** June 2024
Webseite: Better Health While Aging

[s101] - https://www.nature.com/articles/s41430-020-0558-y
Autor: Karin Amrein, Mario Scherkl, Magdalena Hoffmann, Stefan Neuwersch-Sommeregger, Markus Kstenberger, Adelina Tmava Berisha, Gennaro Martucci, Stefan Pilz, Oliver Malle   **Titel:** Vitamin D deficiency 2.0: an update on the current status worldwide
Erscheinungsdatum: 20 January 2020   **Webseite:** Nature
Publisher: European Journal of Clinical Nutrition

[s102] - https://www.gov.scot/publications/vitamin-d-advice-for-parents/
Titel: Vitamin D: advice for parents   **von:** Scottish Government
Erscheinungsdatum: 27 July 2023   **Webseite:** Scottish Government

[s103] - https://pubmed.ncbi.nlm.nih.gov/32487800/
Autor: Faustino R Perez-Lopez, Stefan Pilz, Peter Chedraui   **Titel:** Vitamin D supplementation during pregnancy: an overview
Erscheinungsdatum: 2020-10   **Webseite:** PubMed
Publisher: Curr Opin Obstet Gynecol

[s104] - https://www.nature.com/articles/boneres201730
Autor: Bruce W Hollis, Carol L Wagner   **Titel:** New insights into the vitamin D requirements during pregnancy
von: Nature Publishing Group   **Erscheinungsdatum:** 29 August 2017
Webseite: nature.com   **Publisher:** Nature Publishing Group

[s105] - https://www.nhs.uk/pregnancy/keeping-well/vitamins-supplements-and-nutrition/
Titel: Vitamins, supplements and nutrition in pregnancy   **von:** NHS
Erscheinungsdatum: 2023-09-01   **Webseite:** NHS

[s106] - https://www.nhs.uk/conditions/vitamins-and-minerals/vitamin-d/
Titel: Vitamin D   **von:** NHS
Erscheinungsdatum: 03 August 2020   **Webseite:** NHS

[s107]
https://www.bluecrossnc.com/content/dam/bcbsnc/pdf/providers/policies-guidelines-codes/policies/commercial/laboratory/vitamin_d_testing.pdf
Titel: Vitamin D Testing AHS G2005   **von:** Blue Cross Blue Shield of North Carolina
Erscheinungsdatum: 01012019   **Webseite:** Blue Cross Blue Shield of North Carolina

[s108] - https://link.springer.com/article/10.1007/s11154-021-09693-7
Autor: John P. Bilezikian, Anna Maria Formenti, Robert A. Adler, Neil Binkley, Roger Bouillon, Marise Lazaretti-Castro, Claudio Marcocci, Nicola Napoli, Rene Rizzoli, Andrea Giustina   **Titel:** Vitamin D: Dosing, levels, form, and route of administration: Does one approach fit all?
von: Springer   **Erscheinungsdatum:** 2021-12-23
Webseite: SpringerLink   **Publisher:** Springer

[s109] - https://med.virginia.edu/ginutrition/wp-content/uploads/sites/199/2021/06/May-2021-Vitamin-D-Replacement.pdf
Autor: Ronak M. Patel, M.D., Lindsay Bazydlo, Ph.D., Sue A. Brown, M.D., Alan C. Dalkin, M.D.   **Titel:** Vitamin D Replacement in Adults: Current Strategies in Clinical Management
von: University of Virginia Health System   **Erscheinungsdatum:** May 2021
Webseite: University of Virginia Health System   **Publisher:** Practical Gastroenterology

[s110] - https://www.ncbi.nlm.nih.gov/books/NBK441912/
Autor: Krati Chauhan; Mahsa Shahrokhi; Martin R. Huecker   **Titel:** Vitamin D
von: StatPearls Publishing   **Erscheinungsdatum:** 2024 Jan-
Webseite: NCBI Bookshelf   **Publisher:** National Library of Medicine, National Institutes of Health

[s111] - https://link.springer.com/article/10.1007/s11154-021-09693-7
Autor: John P. Bilezikian, Anna Maria Formenti, Robert A. Adler, Neil Binkley, Roger Bouillon, Marise Lazaretti-Castro, Claudio Marcocci, Nicola Napoli, Rene Rizzoli, Andrea Giustina   **Titel:** Vitamin D: Dosing, levels, form, and route of administration: Does one approach fit all?
Erscheinungsdatum: 23 December 2021   **Webseite:** SpringerLink
Publisher: Springer

[s112]
https://www.med.unc.edu/pediatrics/cccp/wp-content/uploads/sites/1156/gravity_forms/1-c06e424ddddee8826f29e1bc5926a251/2021/06/Stoss-Therapy-Guidelines-FINAL.pdf
Titel: High-Dose Vitamin D3 (Stoss Therapy) Use in Cystic Fibrosis Patients   **von:** UNC Medical Center
Erscheinungsdatum: January 2021   **Webseite:** University of North Carolina at Chapel Hill

[s113] - https://www2.gov.bc.ca/gov/content/health/practitioner-professional-resources/bc-guidelines/vitamin-d-testing
Titel: Vitamin D Testing   **von:** Government of British Columbia
Erscheinungsdatum: June 3, 2024   **Webseite:** Government of British Columbia

[s114]
https://www.bluecrossnc.com/content/dam/bcbsnc/pdf/providers/policies-guidelines-codes/policies/commercial/laboratory/vitamin_d_testing.pdf
Titel: Vitamin D Testing AHS G2005   **von:** Blue Cross Blue Shield of North Carolina
Erscheinungsdatum: 01012019   **Webseite:** Blue Cross Blue Shield of North Carolina

[s115] - https://www.nhs.uk/conditions/vitamins-and-minerals/vitamin-d/
Titel: Vitamin D   **von:** NHS
Erscheinungsdatum: 03 August 2020   **Webseite:** NHS

[s116] - https://www.ncbi.nlm.nih.gov/books/NBK548094/
Titel: Vitamin D   **von:** National Institute of Diabetes and Digestive and Kidney Diseases
Erscheinungsdatum: 2021-05-27   **Webseite:** NCBI Bookshelf
Publisher: National Library of Medicine

[s117] - https://pubmed.ncbi.nlm.nih.gov/36853379/
Autor: Armin Zittermann, Christian Trummer, Verena Theiler-Schwetz, Stefan Pilz   **Titel:** Long-term supplementation with 3200 to 4000 IU of vitamin D daily and adverse events: a systematic review and meta-analysis of randomized controlled trials
Erscheinungsdatum: 2023-02-28   **Webseite:** PubMed
Publisher: Eur J Nutr

[s118] - https://www.cancer.gov/about-cancer/causes-prevention/risk/diet/vitamin-d-fact-sheet
Titel: Vitamin D and Cancer **von:** National Cancer Institute
Erscheinungsdatum: May 9, 2023 **Webseite:** cancer.gov
Publisher: U.S. Department of Health and Human Services

[s119] - https://www.nature.com/articles/s41430-020-0558-y
Autor: Karin Amrein, Mario Scherkl, Magdalena Hoffmann, Stefan Neuwersch-Sommeregger, Markus Kstenberger, Adelina Tmava Berisha, Gennaro Martucci, Stefan Pilz, Oliver Malle **Titel:** Vitamin D deficiency 2.0: an update on the current status worldwide
von: Nature Publishing Group **Erscheinungsdatum:** 20 January 2020
Webseite: nature.com **Publisher:** European Journal of Clinical Nutrition

[s120] - https://www.nps.org.au/assets/AP/pdf/p119-Moses.pdf
Autor: Geraldine Moses AM **Titel:** The safety of commonly used vitamins and minerals
von: NPS MedicineWise **Erscheinungsdatum:** August 2021
Webseite: NPS MedicineWise **Publisher:** Australian Prescriber

[s121] - https://www.betterhealth.vic.gov.au/health/healthyliving/vitamin-and-mineral-supplements-what-to-know
Autor: Melissa Burton **Titel:** Vitamin and mineral supplements - what to know
von: Deakin University **Erscheinungsdatum:** 2024-05-14
Webseite: Better Health Channel **Publisher:** Department of Health and Human Services, Victoria

[s122] - https://www.med.unc.edu/pediatrics/cccp/wp-content/uploads/sites/1156/gravity_forms/1-c06e424ddddee8826f29e1bc5926a251/2021/06/Stoss-Therapy-Guidelines-FINAL.pdf
Titel: High-Dose Vitamin D3 (Stoss Therapy) Use in Cystic Fibrosis Patients **von:** UNC Medical Center
Erscheinungsdatum: January 2021 **Webseite:** University of North Carolina at Chapel Hill

[s123] - https://www.ncbi.nlm.nih.gov/books/NBK441912/
Autor: Krati Chauhan; Mahsa Shahrokhi; Martin R. Huecker **Titel:** Vitamin D
von: StatPearls Publishing **Erscheinungsdatum:** 2024 Jan-
Webseite: NCBI Bookshelf **Publisher:** National Library of Medicine, National Institutes of Health

[s124] - https://kdigo.org/wp-content/uploads/2017/02/2017-KDIGO-CKD-MBD-GL-Update.pdf
Titel: KDIGO 2017 Clinical Practice Guideline Update for the Diagnosis, Evaluation, Prevention, and Treatment of Chronic Kidney Disease Mineral and Bone Disorder (CKD-MBD) **von:** KDIGO
Erscheinungsdatum: July 2017 **Webseite:** www.kisupplements.org
Publisher: Kidney International Supplements

[s125] - https://www2.gov.bc.ca/gov/content/health/practitioner-professional-resources/bc-guidelines/vitamin-d-testing
Titel: Vitamin D Testing **von:** Government of British Columbia
Erscheinungsdatum: June 3, 2024 **Webseite:** Government of British Columbia

[s126] - https://tp.amegroups.org/article/view/22713/html
Autor: Natalie G. Martin, Tarah Rigterink, Mustafa Adamji, Catherine L. Wall, Andrew S. Day **Titel:** Single high-dose oral vitamin D3 treatment in New Zealand children with inflammatory bowel disease
von: University of Otago Christchurch **Erscheinungsdatum:** January 28, 2019
Webseite: tp.amegroups.org **Publisher:** AME Publishing Company

[s127] - https://labeling.pfizer.com/showlabeling.aspx?id=522
Titel: DEPO-PROVERA (medroxyprogesterone acetate) injection, suspension **von:** Pharmacia Upjohn Company LLC
Webseite: Pfizer

[s128] - https://www.health.com/vitamin-d-and-k-8427006
Autor: Ruth Jessen Hickman, MD **Titel:** Can You Take Vitamin D and Vitamin K Together?
von: Health **Erscheinungsdatum:** January 27, 2024
Webseite: Health **Publisher:** Dotdash Meredith

[s129] - https://www.canada.ca/en/health-canada/services/drugs-health-products/drug-products/prescription-drug-list/notices-changes/notice-amendment-vitamin-d.html
Titel: Notice: Prescription Drug List (PDL): Vitamin D **von:** Health Canada
Erscheinungsdatum: 2021-02-22 **Webseite:** Canada.ca
Publisher: Government of Canada

[s130] - https://medlineplus.gov/lab-tests/vitamin-d-test/
Titel: Vitamin D Test **von:** National Library of Medicine
Webseite: MedlinePlus

[s131] - https://link.springer.com/article/10.1007/s40261-021-01113-7
Autor: Milko Radicioni, Carol Caverzasio, Stefano Rovati, Andrea Maria Giori, Irma Cupone, Fabio Marra, Giuseppe Mautone **Titel:** Comparative Bioavailability Study of a New Vitamin D3 Orodispersible Film Versus a Marketed Oral Solution in Healthy Volunteers
von: IBSA, Italy; Abiogen Pharma S.p.A., Italy **Erscheinungsdatum:** 16 January 2022
Webseite: SpringerLink **Publisher:** Springer

[s132] - https://www.yalemedicine.org/news/vitamin-d-myths-debunked
Autor: Colleen Moriarty **Titel:** Vitamin D Myths D-bunked
von: Yale Medicine **Erscheinungsdatum:** March 15, 2018
Webseite: Yale Medicine

[s133] - https://www.nhs.uk/conditions/vitamins-and-minerals/vitamin-d/
Titel: Vitamin D **von:** NHS
Erscheinungsdatum: 03 August 2020 **Webseite:** NHS

[s134] - http://www.gssiweb.org/sports-science-exchange/article/sse-148-the-importance-of-vitamin-d-for-athletes
Autor: Enette Larson-Meyer **Titel:** The Importance of Vitamin D for Athletes
von: GSSI **Erscheinungsdatum:** July 2015
Webseite: Sports Science Exchange

[s135] - https://pubmed.ncbi.nlm.nih.gov/34202578/
Autor: Shaun Sabico, Mushira A Enani, Eman Shes **Titel:** Effects of a 2-Week 5000 IU versus 1000 IU
hah, Naji J Aljohani, Dara A Aldisi, Naif H Vitamin D3 Supplementation on Recovery of
Alotaibi, Naemah Alshingetti, Suliman Y Symptoms in Patients with Mild to Moderate
Alomar, Abdullah M Alnaami, Osama E Amer, Covid-19: A Randomized Clinical Trial
Syed D Hussain, Nasser M Al-Daghri
von: King Saud University **Erscheinungsdatum:** 2021-06-24
Webseite: pubmed.ncbi.nlm.nih.gov **Publisher:** Nutrients

[s136] - https://pubmed.ncbi.nlm.nih.gov/23427007/
Autor: Bess Dawson-Hughes, Susan S Harris, Nancy **Titel:** Meal conditions affect the absorption of
J Palermo, Lisa Ceglia, Helen Rasmussen supplemental vitamin D3 but not the plasma
25-hydroxyvitamin D response to supp
lementation
von: Jean Mayer United States Department of A **Erscheinungsdatum:** 2013-08
griculture Human Nutrition Research Center on
Aging at Tufts University
Webseite: PubMed **Publisher:** American Society for Bone and Mineral Re
search

[s137] - https://www.health.com/mind-body/calcium-and-vitamin-d-supplements
Autor: Maggie ONeill **Titel:** Can You Take Vitamin D and Calcium Toget
her?
von: Health **Erscheinungsdatum:** September 6, 2023
Webseite: Health **Publisher:** Dotdash Meredith

[s138]
https://www.quora.com/When-is-the-best-time-to-take-a-vitamin-D-pill-supplement-Can-I-take-it-at-night-before-bed-Should-I-take-it-with-fo
od-If-so-what-kind-of-food-and-how-much-The-specific-vitamin-D-pill-supplement-I-am-taking-is-Vitamin-Code-RAW-D3-of-5-000-IU
Titel: When is the best time to take a vitamin D **von:** Quora
pillsupplement? Can I take it at night before
bed? Should I take it with food? If so, what
kind of food, and how much? The specific
vitamin D pillsupplement I am taking is
Vitamin Code RAW D3 of 5,000 IU.
Webseite: Quora

[s139]
https://medicine.umich.edu/sites/default/files/content/downloads/Williams%2C%20Christa%20December%207%202018%20Vitamin%20D.pd
f
Autor: Christa Williams MD **Titel:** The Case for Vitamin D Supplementation:
Summary of the Evidence and Recommendati
ons
von: University of Michigan **Erscheinungsdatum:** December 7, 2018
Webseite: University of Michigan

[s140] - https://thenaturaldoctor.org/wp-content/uploads/2023/01/Vitamins-D3-and-K2-Another-Dynamic-Duo-By-Dr-Eccles.pdf
Autor: Dr Nyjon K. Eccles BSc MBBS MRCP PhD **Titel:** Vitamins D3 and K2 Another Dynamic Duo!
von: The Natural Doctor **Webseite:** thenaturaldoctor.org

[s141] - https://www.health.com/vitamin-d-and-k-8427006
Autor: Ruth Jessen Hickman, MD **Titel:** Can You Take Vitamin D and Vitamin K Tog
ether?
von: Health **Erscheinungsdatum:** January 27, 2024
Webseite: Health **Publisher:** Dotdash Meredith

[s142] - https://pubmed.ncbi.nlm.nih.gov/32060566/
Autor: Yingfeng Zhang, Zhipeng Liu, Lili Duan, Yeyu **Titel:** Effect of Low-Dose Vitamin K2 Supplement
Ji, Sen Yang, Yuan Zhang, Hongyin Li, Yu ation on Bone Mineral Density in Middle-
Wang, Peng Wang, Jiepeng Chen, Ying Li Aged and Elderly Chinese: A Randomized C
ontrolled Study
von: Harbin Medical University, Shenyang Phar **Erscheinungsdatum:** 2020-02-14
maceutical University
Webseite: pubmed.ncbi.nlm.nih.gov **Publisher:** Calcified Tissue International

[s143] - https://dmsjournal.biomedcentral.com/articles/10.1186/s13098-020-00580-w
Autor: J. I. Aguayo-Ruiz, T. A. Garcia-Cobin, S. **Titel:** Effect of supplementation with vitamins D3
Pascoe-Gonzalez, S. Sanchez-Enriquez, I. M. and K2 on undercarboxylated osteocalcin and
Llamas-Covarrubias, T. Garcia-Iglesias, A. L insulin serum levels in patients with type 2
opez-Quintero, M. A. Llamas-Covarrubias, J. diabetes mellitus: a randomized, double-blind,
Trujillo-Quiroz, E. A. Rivera-Leon clinical trial
Erscheinungsdatum: 2020-08-18 **Webseite:** Diabetology Metabolic Syndrome
Publisher: BMC

[s144] - https://josr-online.biomedcentral.com/articles/10.1186/s13018-021-02728-4
Autor: Liyou Hu, Jindou Ji, Dong Li, Jing Meng, Bo **Titel:** The combined effect of vitamin K and calcium
Yu on bone mineral density in humans: a meta-
analysis of randomized controlled trials
Erscheinungsdatum: 2021-10-14 **Webseite:** Journal of Orthopaedic Surgery and Research
Publisher: BMC

[s145] - https://pdfs.semanticscholar.org/34b1/bac2241b8001f15bbb0e92c9c6cd233061fb.pdf
Autor: Zane Temova Rakusa, Mitja Pislar, Albin **Titel:** Comprehensive Stability Study of Vitamin D3
Kristl, Robert Roskar in Aqueous Solutions and Liquid Commercial
Products
von: MDPI **Erscheinungsdatum:** 2021-04-25
Webseite: Pharmaceutics **Publisher:** MDPI, Basel, Switzerland

[s146] - https://pubmed.ncbi.nlm.nih.gov/31156916/
Autor: Zane Temova, Robert Roskar **Titel:** Shelf life after opening of prescription
medicines and supplements with vitamin D3
for paediatric use
Erscheinungsdatum: 2017-03 **Webseite:** PubMed
Publisher: Eur J Hosp Pharm

[s147] - https://consensus.app/questions/are-vitamins-still-good-after-expiration-date/
Titel: Are vitamins still good after expiration date **von:** Consensus
Webseite: Consensus

[s148] - https://www.biochemia-medica.com/en/journal/23/3/10.11613/BM.2013.039
Autor: Ayfer Colak, Burak Toprak, Nese Dogan, F **Titel:** Effect of sample type, centrifugation and
usun Ustuner storage conditions on vitamin D concentration
von: Tepecik Training and Research Hospital **Erscheinungsdatum:** 2013-10-15
Webseite: Biochemia Medica

[s149] - https://nutritionandmetabolism.biomedcentral.com/articles/10.1186/1743-7075-3-36
Autor: Helen A Valsamis, Surender K Arora, Barbara **Titel:** Antiepileptic drugs and bone metabolism
Labban, Samy I McFarlane
Erscheinungsdatum: 06 September 2006 **Webseite:** Nutrition Metabolism
Publisher: BMC

[s150] - https://cmbl.biomedcentral.com/articles/10.1186/s11658-022-00371-3
Autor: Bo Liang, George Burley, Shu Lin, Yan-Chuan Shi | **Titel:** Osteoporosis pathogenesis and treatment: existing and emerging avenues
von: BMC | **Erscheinungsdatum:** 2022-09-04
Webseite: Cellular Molecular Biology Letters | **Publisher:** BMC

[s151] - https://medlineplus.gov/ency/article/002062.htm
Titel: Calcium and bones | **von:** A.D.A.M., Inc.
Erscheinungsdatum: 06012025 | **Webseite:** MedlinePlus
Publisher: National Library of Medicine

[s152] - https://www.ecmjournal.org/papers/vol035/pdf/v035a25.pdf
Autor: V. Fischer, M. Haffner-Luntzer, M. Amling, A. Ignatius | **Titel:** Calcium and vitamin D in fracture healing and post-traumatic bone turnover
Erscheinungsdatum: 2018 | **Webseite:** European Cells and Materials

[s153] - https://pubmed.ncbi.nlm.nih.gov/15585788/
Autor: Michael F Holick | **Titel:** Sunlight and vitamin D for bone health and prevention of autoimmune diseases, cancers, and cardiovascular disease
von: Boston University Medical Center | **Erscheinungsdatum:** 2004-12
Webseite: PubMed | **Publisher:** American Journal of Clinical Nutrition

[s154] - https://pubmed.ncbi.nlm.nih.gov/11684396/
Autor: P Weber | **Titel:** Vitamin K and bone health
von: F. Hoffmann-La Roche Ltd | **Erscheinungsdatum:** 2001-10
Webseite: PubMed | **Publisher:** Nutrition

[s155] - https://josr-online.biomedcentral.com/articles/10.1186/s13018-023-04320-4
Autor: Yanqi Li, Pengfei Zhao, Biyun Jiang, Kangyong Liu, Lei Zhang, Haotian Wang, Yansheng Tian, Kun Li, Guoqi Liu | **Titel:** Modulation of the vitamin Dvitamin D receptor system in osteoporosis pathogenesis: insights and therapeutic approaches
Erscheinungsdatum: 2023-11-13 | **Webseite:** Journal of Orthopaedic Surgery and Research
Publisher: BMC

[s156] - https://www.nature.com/articles/boneres201641
Autor: Vaishali Veldurthy, Ran Wei, Leyla Oz, Puneet Dhawan, Yong Heui Jeon, Sylvia Christakos | **Titel:** Vitamin D, calcium homeostasis and aging
von: Nature Publishing Group | **Erscheinungsdatum:** 2016-10-18
Webseite: Nature | **Publisher:** Nature Publishing Group

[s157] - https://www.ncbi.nlm.nih.gov/pmc/articles/PMC10175743/
Autor: Haiwei Wang, Yuchuan Luo, Haisheng Wang, Feifei Li, Fanyuan Yu, Ling Ye | **Titel:** Mechanistic advances in osteoporosis et anti-osteoporosis therapiae
von: Sichuan University | **Erscheinungsdatum:** 2023 May 11
Webseite: NCBI | **Publisher:** Sichuan International Medical Exchange Promotion Association (SCIMEA) and John Wiley Sons Australia, Ltd.

[s158] - https://pubmed.ncbi.nlm.nih.gov/26510847/
Autor: C M Weaver, D D Alexander, C J Boushey, B Dawson-Hughes, J M Lappe, M S LeBoff, S Liu, A C Looker, T C Wallace, D D Wang | **Titel:** Calcium plus vitamin D supplementation and risk of fractures: an updated meta-analysis from the National Osteoporosis Foundation
von: National Osteoporosis Foundation | **Erscheinungsdatum:** 2015-10-28
Webseite: PubMed | **Publisher:** Osteoporosis International

[s159] - https://bmcgeriatr.biomedcentral.com/articles/10.1186/s12877-024-05009-x
Autor: Long Tan, Ruiqian He, Xiaoxue Zheng | **Titel:** Effect of vitamin D, calcium, or combined supplementation on fall prevention: a systematic review and updated network meta-analysis
von: BMC Geriatrics | **Erscheinungsdatum:** 2024-05-02
Webseite: BMC Geriatrics | **Publisher:** BioMed Central

[s160] - https://strwebprdmedia.blob.core.windows.net/media/ef2ideu2/ros-vitamin-d-and-bone-health-in-adults-february-2020.pdf
Autor: Prof. Roger Francis, Dr. Terry Aspray, Prof. William Fraser, Prof. Helen Macdonald, Dr. Sanjeev Patel, Dr. Alexandra Mavroeidi, Dr. Inez Schoenmakers, Prof. Mike Stone | **Titel:** Vitamin D and Bone Health: A Practical Clinical Guideline for Patient Management
von: Royal Osteoporosis Society | **Erscheinungsdatum:** December 2018
Webseite: theros.org.uk

[s161] - https://www.nogg.org.uk/full-guideline/section-5-non-pharmacological-management-osteoporosis
Titel: Section 5: Non-pharmacological management of osteoporosis | **von:** NOGG
Webseite: NOGG

[s162] - https://www.ncbi.nlm.nih.gov/pmc/articles/PMC8979902/
Autor: Celia L Gregson, David J Armstrong, Jean Bowden, Cyrus Cooper, John Edwards, Neil J L Gittoes, Nicholas Harvey, John Kanis, Sarah Leyland, Rebecca Low, Eugene McCloskey, Katie Moss, Jane Parker, Zoe Paskins, Kenneth Poole, David M Reid, Mike Stone, Julia Thomson, Nic Vine, Juliet Compston | **Titel:** UK clinical guideline for the prevention and treatment of osteoporosis
von: National Osteoporosis Guideline Group (NOGG) | **Erscheinungsdatum:** 2022-04-05
Webseite: NCBI | **Publisher:** Arch Osteoporos

[s163] - https://www2.gov.bc.ca/gov/content/health/practitioner-professional-resources/bc-guidelines/osteoporosis
Titel: Osteoporosis: Diagnosis, Treatment and Fracture Prevention | **von:** Government of British Columbia
Erscheinungsdatum: September 17, 2023 | **Webseite:** Government of British Columbia

[s164] - https://link.springer.com/article/10.1007/s00198-015-3386-5
Autor: C. M. Weaver, D. D. Alexander, C. J. Boushey, B. Dawson-Hughes, J. M. Lappe, M. S. LeBoff, S. Liu, A. C. Looker, T. C. Wallace, D. D. Wang | **Titel:** Calcium plus vitamin D supplementation and risk of fractures: an updated meta-analysis from the National Osteoporosis Foundation
von: National Osteoporosis Foundation | **Erscheinungsdatum:** 28 October 2015
Webseite: SpringerLink | **Publisher:** Osteoporosis International

[s165] - https://e-cnr.org/DOIx.php?id=10.7762/cnr.2015.4.1.1
Autor: Judith A. Beto | **Titel:** The Role of Calcium in Human Aging
von: Loyola University Healthcare System, Dominican University | **Erscheinungsdatum:** January 16, 2015
Webseite: Clinical Nutrition Research | **Publisher:** The Korean Society of Clinical Nutrition

[s166] - https://lpi.oregonstate.edu/mic/vitamins/vitamin-D
Titel: Vitamin D | **von:** Oregon State University
Webseite: Linus Pauling Institute

[s167] - https://www.esceo.org/sites/esceo/files/pdf/Rizzoli-Biver2020_Article_AreProbioticsTheNewCalciumAndV.pdf
Autor: Ren Rizzoli, Emmanuel Biver
Titel: Are Probiotics the New Calcium and Vitamin D for Bone Health?
von: Springer Science+Business Media, LLC
Erscheinungsdatum: 2020
Webseite: ESCEO
Publisher: Springer Nature

[s168] - https://pubmed.ncbi.nlm.nih.gov/32285249/
Autor: Ren Rizzoli, Emmanuel Biver
Titel: Are Probiotics the New Calcium and Vitamin D for Bone Health?
von: Geneva University Hospitals and Faculty of Medicine
Erscheinungsdatum: 2020-06
Webseite: PubMed
Publisher: Current Osteoporosis Reports

[s169] - https://nutritionandmetabolism.biomedcentral.com/articles/10.1186/s12986-023-00726-3
Autor: Tianshu Liu, Hai Yu, Shuai Wang, Huimin Li, Xinyiran Du, Xiaodong He
Titel: Chondroitin sulfate alleviates osteoporosis caused by calcium deficiency by regulating lip id metabolism
von: BMC Nutrition Metabolism
Erscheinungsdatum: 06 February 2023
Webseite: Nutrition Metabolism
Publisher: BMC

[s170] - https://publichealthreviews.biomedcentral.com/articles/10.1186/s40985-017-0066-3
Autor: M Fiscaletti, P Stewart, CF Munns
Titel: The importance of vitamin D in maternal and child health: a global perspective
von: BMC
Erscheinungsdatum: 01 September 2017
Webseite: Public Health Reviews
Publisher: BMC

[s171] - https://epi.alaska.gov/bulletins/docs/rr2018_04.pdf
Autor: Madison Pachoe, Joe McLaughlin, MD, MPH, Rosalyn Singleton, MD, MPH, Rachel Lescher, MD, Tim Thomas, MD, Jay Butler, MD, David Compton, MD, Joe Klejka, MD, Cole man Cutchins, PharmD, Matt Hirschfeld, MD, PhD, Rebecca Morisse, RN, MPH, Jared Parrish, PhD, MPH, Deanna Stang, RN, Ken neth Thummel, PhD, Leanne Ward, MD
Titel: Vitamin D Supplementation and Screening for the Prevention of Rickets and Osteomalacia in Alaska
von: Alaska Division of Public Health
Erscheinungsdatum: September 12, 2018
Webseite: Alaska Department of Health and Social S ervices

[s172] - https://www.e-cep.org/m/journal/view.php?number=20125555493
Autor: Ju Sun Heo, MD, PhD; Young Min Ahn, MD, PhD; Ai-Rhan Ellen Kim, MD, PhD; Son Moo n Shin, MD, PhD
Titel: Breastfeeding and vitamin D
von: Korean Society of Breastfeeding Medicine
Erscheinungsdatum: December 14, 2021
Webseite: Korean Journal of Pediatrics
Publisher: Korean Pediatric Society

[s173] - https://www.indianpediatrics.net/july2017/567.pdf
Autor: Anuradha Khadilkar, Vaman Khadilkar, Jagdish Chinnappa, Narendra Rathi, Rajesh Khadgawat, S Balasubramanian, Bakul Parekh, Pramod Jog
Titel: Prevention and Treatment of Vitamin D and Calcium Deficiency in Children and Ado lescents: Indian Academy of Pediatrics (IAP) Guidelines
von: Indian Academy of Pediatrics
Erscheinungsdatum: July 15, 2017
Webseite: Indian Pediatrics

[s174] - https://www.ncbi.nlm.nih.gov/books/NBK532266/
Autor: Omeed Sizar; Swapnil Khare; Amandeep Goy al; Amy Givler
Titel: Vitamin D Deficiency
von: StatPearls Publishing
Erscheinungsdatum: 2024 Jan
Webseite: NCBI Bookshelf
Publisher: StatPearls Publishing

[s175] - https://www.solius.com/vitamin-d-immune-system
Titel: The Role of Vitamin D in the Immune System
von: Solius
Webseite: Solius

[s176] - https://www.ncbi.nlm.nih.gov/pmc/articles/PMC9954268/
Autor: Hasti Gholami, John A Chmiel, Jeremy P B urton, Saman Maleki Vareki
Titel: The Role of Microbiota-Derived Vitamins in Immune Homeostasis and Enhancing Cancer Immunotherapy
von: Western University, Lawson Health Research Institute
Erscheinungsdatum: 2023-02-18
Webseite: NCBI
Publisher: MDPI

[s177] - https://gutpathogens.biomedcentral.com/articles/10.1186/s13099-020-00385-2
Autor: Samir Jawhara
Titel: How to boost the immune defence prior to respiratory virus infections with the special foc us on coronavirus infections
Erscheinungsdatum: 12 October 2020
Webseite: Gut Pathogens
Publisher: BMC

[s178] - https://pubmed.ncbi.nlm.nih.gov/16373990/
Autor: Eva S Wintergerst, Silvia Maggini, Dietrich H Hornig
Titel: Immune-enhancing role of vitamin C and zinc and effect on clinical conditions
von: Bayer Consumer Care Ltd.
Erscheinungsdatum: 2005-12-21
Webseite: PubMed
Publisher: S. Karger AG, Basel

[s179] - https://link.springer.com/article/10.1007/s11154-021-09679-5
Autor: Aiten Ismailova, John H. White
Titel: Vitamin D, infections and immunity
von: Springer
Erscheinungsdatum: 29 July 2021
Webseite: SpringerLink
Publisher: Springer

[s180] - https://www.ncbi.nlm.nih.gov/pmc/articles/PMC8155592/
Autor: Hassan A Alhazmi, Asim Najmi, Sadique A Javed, Shahnaz Sultana, Mohammed Al Bratty, Hafiz A Makeen, Abdulkarim M Meraya, Waquar Ahsan, Syam Mohan, Manal M E Tah a, Asaad Khalid
Titel: Medicinal Plants and Isolated Molecules Demonstrating Immunomodulation Activity as Potential Alternative Therapies for Viral Disea ses Including COVID-19
von: Jazan University
Erscheinungsdatum: 2021-05-13
Webseite: NCBI
Publisher: Frontiers in Immunology

[s181] - https://www.nature.com/articles/pr2009130
Autor: Valencia P Walker, Robert L Modlin
Titel: The Vitamin D Connection to Pediatric In fections and Immune Function
Erscheinungsdatum: May 2009
Webseite: nature.com
Publisher: Pediatric Research

[s182] - https://www.nature.com/articles/s41541-024-00909-w
Autor: Himanshu Singh Saroha, Swati Bhat, Liza Das, Pinaki Dutta, Michael F. Holick, Naresh Sachdeva, Raman Kumar Marwaha
Titel: Calcifediol boosts efficacy of ChAdOx1 nCoV-19 vaccine by upregulating genes promoting memory T cell responses
von: Nature Publishing Group
Erscheinungsdatum: 20 June 2024
Webseite: Nature
Publisher: npj Vaccines

[s183] - https://porcinehealthmanagement.biomedcentral.com/articles/10.1186/s40813-023-00307-z
Autor: Carmen Alvarez-Delgado, Ins Ruedas-Torres, **Titel:** Impact of supplementation with dihydroxylated vitamin D3 on performance parameters and gut health in weaned Iberian piglets under indooroutdoor conditions
Jos M. Sanchez-Carvajal, Feliciano Priego-Capote, Laura Castillo-Peinado, Angela Galan-Relao, Pedro J. Moreno, Esperanza Diaz-Bueno, Benito Lozano-Buenestado, Irene M. Rodriguez-Gomez, Librado Carrasco, Francisco J. Pallares, Jaime Gomez-Laguna
von: BMC **Erscheinungsdatum:**2023-06-15
Webseite: Porcine Health Management **Publisher:** BMC

[s184] - https://joe.bioscientifica.com/view/journals/joe/224/3/R107.xml
Titel: Immunological role of vitamin D at the m **von:** Bioscientifica
aternalfetal interface
Webseite: Journal of Endocrinology

[s185] - https://pubmed.ncbi.nlm.nih.gov/31963293/
Autor: Adrian F Gombart, Adeline Pierre, Silvia **Titel:** A Review of Micronutrients and the Immune System-Working in Harmony to Reduce the Risk of Infection
Maggini
von: Bayer Consumer Care AG **Erscheinungsdatum:**2020-01-16
Webseite: PubMed **Publisher:** MDPI

[s186] - https://bmcnutr.biomedcentral.com/articles/10.1186/2055-0928-1-7
Autor: Steve Simpson Jr, Ingrid van der Mei, Niall **Titel:** Weekly cholecalciferol supplementation results in significant reductions in infection risk among the vitamin D deficient: results from the CIPRIS pilot RCT
Stewart, Leigh Blizzard, Prudence Tettey, Bruce Taylor
von: BMC Nutrition **Erscheinungsdatum:**09 March 2015
Webseite: BMC Nutrition **Publisher:** BioMed Central

[s187] - https://www.ncbi.nlm.nih.gov/pmc/articles/PMC7230749/
Autor: Philip C Calder, Anitra C Carr, Adrian F **Titel:** Optimal Nutritional Status for a Well-Functioning Immune System Is an Important Factor to Protect against Viral Infections
Gombart, Manfred Eggersdorfer
von: MDPI **Erscheinungsdatum:**2020-04-23
Webseite: NCBI **Publisher:** MDPI

[s188] - https://www.yalemedicine.org/news/long-covid-treatment-does-your-vitamin-d-level-play-a-role
Autor: Kenny Cheng **Titel:** Long COVID treatment: Does your vitamin D level play a role?
von: Yale Medicine **Erscheinungsdatum:**April 29, 2024
Webseite: Yale Medicine **Publisher:** Yale University

[s189] - https://www.ncbi.nlm.nih.gov/geo/query/acc.cgi?acc=GSE86406
Autor: Scott JF, Das LM, Ahsanuddin S, Qui Y, B **Titel:** Oral vitamin D for the attenuation of sunburn
inko A, Traylor ZP, Debanne S, Cooper KD, Boxer R, Lu KQ
von: Case Western Reserve University University **Erscheinungsdatum:**Feb 16, 2018
Hospitals Case Medical Ctr
Webseite: NCBI

[s190] - https://pure.eur.nl/files/47751761/fimmu-07-00697.pdf
Autor: Wendy Dankers, Edgar M. Colin, Jan Piet van **Titel:** Vitamin D in Autoimmunity: Molecular Mechanisms and Therapeutic Potential
Hamburg, Erik Lubberts
von: Erasmus MC, University Medical Center **Erscheinungsdatum:**01012017
Webseite: Frontiers in Immunology **Publisher:** Frontiers Media SA

[s191] - https://www.ncbi.nlm.nih.gov/pmc/articles/PMC8902492/
Autor: Matheus Ribeiro Bizuti, Edina Starck, Ki **Titel:** Influence of exercise and vitamin D on the immune system against Covid-19: an integrative review of current literature
mberly Kamila da Silva Fagundes, Josiano Guilherme Puhle, Lucas Medeiros Lima, Natan Rodrigues de Oliveira, Guilherme Vinicio de Sousa Silva, Dbora Tavares Resende e Silva
von: Federal University of Fronteira Sul **Erscheinungsdatum:**2022-03-08
Webseite: NCBI **Publisher:** Springer Science+Business Media, LLC, part of Springer Nature

[s192] - https://epag.springeropen.com/articles/10.1186/s43054-022-00135-w
Autor: Nevin Sanlier, Merve Guney-Coskun **Titel:** Vitamin D, the immune system, and its relationship with diseases
von: Egyptian Pediatric Association Gazette **Erscheinungsdatum:**17 October 2022
Webseite: SpringerOpen

[s193] - https://medlineplus.gov/lab-tests/vitamin-d-test/
Titel: Vitamin D Test **von:** National Library of Medicine
Webseite: MedlinePlus

[s194] - https://www.cancer.gov/about-cancer/causes-prevention/risk/diet/vitamin-d-fact-sheet
Titel: Vitamin D and Cancer **von:** National Cancer Institute
Erscheinungsdatum: May 9, 2023 **Webseite:** cancer.gov
Publisher: U.S. Department of Health and Human Services

[s195] - https://www.ncbi.nlm.nih.gov/books/NBK441912/
Autor: Krati Chauhan; Mahsa Shahrokhi; Martin R. **Titel:** Vitamin D
Huecker
von: StatPearls Publishing **Erscheinungsdatum:**2024 Jan-
Webseite: NCBI Bookshelf **Publisher:** National Library of Medicine, National Institutes of Health

[s196] - https://www.nature.com/articles/s41430-020-0558-y
Autor: Karin Amrein, Mario Scherkl, Magdalena H **Titel:** Vitamin D deficiency 2.0: an update on the current status worldwide
offmann, Stefan Neuwersch-Sommeregger, M arkus Kstenberger, Adelina Tmava Berisha, Gennaro Martucci, Stefan Pilz, Oliver Malle
Erscheinungsdatum:20 January 2020 **Webseite:** Nature
Publisher: European Journal of Clinical Nutrition

[s197] - https://www.yalemedicine.org/news/vitamin-d-myths-debunked
Autor: Colleen Moriarty **Titel:** Vitamin D Myths D-bunked
von: Yale Medicine **Erscheinungsdatum:**March 15, 2018
Webseite: Yale Medicine

[s198] - https://www.nhs.uk/conditions/vitamins-and-minerals/vitamin-d/
Titel: Vitamin D **von:** NHS
Erscheinungsdatum:03 August 2020 **Webseite:** NHS

[s199] - https://pubmed.ncbi.nlm.nih.gov/34202578/
Autor: Shaun Sabico, Mushira A Enani, Eman Shes **Titel:** Effects of a 2-Week 5000 IU versus 1000 IU
hah, Naji J Aljohani, Dara A Aldisi, Naif H Vitamin D3 Supplementation on Recovery of
Alotaibi, Naemah Alshingetti, Suliman Y Symptoms in Patients with Mild to Moderate
Alomar, Abdullah M Alnaami, Osama E Amer, Covid-19: A Randomized Clinical Trial
Syed D Hussain, Nasser M Al-Daghri
von: King Saud University **Erscheinungsdatum:** 2021-06-24
Webseite: pubmed.ncbi.nlm.nih.gov **Publisher:** Nutrients

[s200] - https://pubmed.ncbi.nlm.nih.gov/19101755/
Autor: C J Bacon, G D Gamble, A M Horne, M A **Titel:** High-dose oral vitamin D3 supplementation in
Scott, I R Reid the elderly
Erscheinungsdatum: 2009-08 **Webseite:** PubMed
Publisher: Osteoporosis International

[s201] - https://www.ncbi.nlm.nih.gov/books/NBK532266/
Autor: Omeed Sizar; Swapnil Khare; Amandeep Goy **Titel:** Vitamin D Deficiency
al; Amy Givler
von: StatPearls Publishing **Erscheinungsdatum:** 2024 Jan-
Webseite: NCBI Bookshelf **Publisher:** StatPearls Publishing

[s202] -
https://www.bluecrossnc.com/content/dam/bcbsnc/pdf/providers/policies-guidelines-codes/policies/commercial/laboratory/vitamin_d_testing.p
df
Titel: Vitamin D Testing AHS G2005 **von:** Blue Cross Blue Shield of North Carolina
Erscheinungsdatum: 01012019 **Webseite:** Blue Cross Blue Shield of North Carolina

[s203] - https://ejim.springeropen.com/articles/10.1186/s43162-024-00330-8
Autor: Marwa Ahmed Salah Ahmed, Mohamed Nabil **Titel:** Assessment of vitamin d status among egy
Soliman Atta, Mona Abdel-Latif Aboul-Seoud, ptian covid-19 patients
Mona Moustafa Tahoun, Sarah Abd El Rahim
Rady Abd Allah
Erscheinungsdatum: 14 June 2024 **Webseite:** The Egyptian Journal of Internal Medicine
Publisher: SpringerOpen

[s204] - https://medlineplus.gov/lab-tests/vitamin-d-test/
Titel: Vitamin D Test **von:** National Library of Medicine
Webseite: MedlinePlus

[s205] - https://www.ncbi.nlm.nih.gov/pmc/articles/PMC7282243/
Autor: Esin Avci, Suleyman Demir, Diler Aslan, **Titel:** Assessment of Abbott Architect 25-OH vitamin
Rukiye Nar, Hande Senol D assay in different levels of vitamin D
von: Pamukkale University **Erscheinungsdatum:** 2020-01-10
Webseite: NCBI **Publisher:** CEONCEES

[s206] - https://pubmed.ncbi.nlm.nih.gov/27834063/
Autor: Hyun Jeong Kim, Misuk Ji, Junghan Song, **Titel:** Clinical Utility of Measurement of Vitamin D-
Hee Won Moon, Mina Hur, Yeo Min Yun Binding Protein and Calculation of Bioavailab
le Vitamin D in Assessment of Vitamin D
Status
von: Korean Association of Health Promotion **Erscheinungsdatum:** 2017-01
Webseite: PubMed **Publisher:** Ann Lab Med

[s207] - https://link.springer.com/article/10.1007/s00223-022-00961-5
Autor: N. Alonso, S. Zelzer, G. Eibinger, M. He **Titel:** Vitamin D Metabolites: Analytical Challenges
rrmann and Clinical Relevance
von: Springer **Erscheinungsdatum:** 2022-03-03
Webseite: SpringerLink **Publisher:** Calcified Tissue International

[s208] - https://www.ncbi.nlm.nih.gov/pmc/articles/PMC2827576/
Autor: Ishir Bhan, Sherri-Ann M Burnett-Bowie, Jun **Titel:** Clinical Measures Identify Vitamin D Def
Ye, Marcello Tonelli, Ravi Thadhani iciency in Dialysis
von: Massachusetts General Hospital, University of **Erscheinungsdatum:** 2010-03
Alberta
Webseite: NCBI **Publisher:** American Society of Nephrology

[s209] - https://medlineplus.gov/lab-tests/vitamin-d-test/
Titel: Vitamin D Test **von:** National Library of Medicine
Webseite: MedlinePlus

[s210] - https://www.ncbi.nlm.nih.gov/books/NBK441912/
Autor: Krati Chauhan; Mahsa Shahrokhi; Martin R. **Titel:** Vitamin D
Huecker
von: StatPearls Publishing **Erscheinungsdatum:** 2024 Jan-
Webseite: NCBI Bookshelf **Publisher:** National Library of Medicine, National I
nstitutes of Health

[s211] - https://www.nature.com/articles/s41430-020-0558-y
Autor: Karin Amrein, Mario Scherkl, Magdalena H **Titel:** Vitamin D deficiency 2.0: an update on the
offmann, Stefan Neuwersch-Sommeregger, M current status worldwide
arkus Kstenberger, Adelina Tmava Berisha,
Gennaro Martucci, Stefan Pilz, Oliver Malle
von: Nature Publishing Group **Erscheinungsdatum:** 20 January 2020
Webseite: Nature **Publisher:** European Journal of Clinical Nutrition

[s212] - https://med.virginia.edu/ginutrition/wp-content/uploads/sites/199/2021/06/May-2021-Vitamin-D-Replacement.pdf
Autor: Ronak M. Patel, M.D., Lindsay Bazydlo, P **Titel:** Vitamin D Replacement in Adults: Current
h.D., Sue A. Brown, M.D., Alan C. Dalkin, Strategies in Clinical Management
M.D.
von: University of Virginia Health System **Erscheinungsdatum:** May 2021
Webseite: University of Virginia Health System **Publisher:** Practical Gastroenterology

[s213] - https://secure.arkansasbluecross.com/members/report.aspx?policyNumber=2018006
Titel: Coverage Policy Manual **von:** Arkansas Blue Cross Blue Shield
Erscheinungsdatum: February 2018 **Webseite:** Arkansas Blue Cross Blue Shield

[s214] - https://www2.gov.bc.ca/gov/content/health/practitioner-professional-resources/bc-guidelines/vitamin-d-testing
Titel: Vitamin D Testing **von:** Government of British Columbia
Erscheinungsdatum: June 3, 2024 **Webseite:** Government of British Columbia

[s215] -
https://www.bluecrossnc.com/content/dam/bcbsnc/pdf/providers/policies-guidelines-codes/policies/commercial/laboratory/vitamin_d_testing.p
df
Titel: Vitamin D Testing AHS G2005 **von:** Blue Cross Blue Shield of North Carolina
Erscheinungsdatum: 01012019 **Webseite:** Blue Cross Blue Shield of North Carolina

[s216] - https://jhpn.biomedcentral.com/articles/10.1186/s41043-017-0096-y
Autor: Sakineh Nouri Saeidlou, Davoud Vahabzadeh, **Titel:** Seasonal variations of vitamin D and its
Fariba Babaei, Zakaria Vahabzadeh relation to lipid profile in Iranian children and
adults
von: Urmia University of Medical Sciences **Erscheinungsdatum:** 2017-05-22
Webseite: Journal of Health, Population and Nutrition **Publisher:** Springer Nature

[s217] - https://pubmed.ncbi.nlm.nih.gov/22865902/
Autor: Adrian D Wood, Karen R Secombes, Frank T **Titel:** Vitamin D3 supplementation has no effect on conventional cardiovascular risk factors: a parallel-group, double-blind, placebo-controlled RCT
hies, Lorna Aucott, Alison J Black, Alexandra Mavroeidi, William G Simpson, William D Fraser, David M Reid, Helen M Macdonald
Erscheinungsdatum: 2012-08-03 **Webseite:** PubMed
Publisher: J Clin Endocrinol Metab

[s218] - https://pubmed.ncbi.nlm.nih.gov/15231008/
Autor: Christian Meier, Henning W Woitge, Klaus **Titel:** Supplementation with oral vitamin D3 and calcium during winter prevents seasonal bone loss: a randomized controlled open-label prospective trial
Witte, Bjrn Lemmer, Markus J Seibel
von: ANZAC Research Institute **Erscheinungsdatum:** 2004-05-24
Webseite: PubMed **Publisher:** J Bone Miner Res

[s219] - https://www.nature.com/articles/s41598-021-98343-8
Autor: Susana Flores-Villalva, Megan B. O'Brien, **Titel:** Low serum vitamin D concentrations in Spring-born dairy calves are associated with elevated peripheral leukocytes
Cian Reid, Sen Lacey, Stephen V. Gordon, Corwin Nelson, Kieran G. Meade
von: Nature Publishing Group **Erscheinungsdatum:** 2021-09-23
Webseite: Nature **Publisher:** Scientific Reports

[s220] - https://pghn.org/DOIx.php?id=10.5223/pghn.2021.24.2.207
Autor: Jong Woo Won, Seong Kwan Jung, In Ah Jung, Yoon Lee **Titel:** Seasonal Changes in Vitamin D Levels of Healthy Children in Mid-Latitude, Asian Urban Area
von: The Korean Society of Pediatric Gastroenterology, Hepatology and Nutrition **Erscheinungsdatum:** 2021-03-04
Webseite: Pediatric Gastroenterology, Hepatology Nutrition

[s221] - https://www.nih.gov/news-events/nih-research-matters/low-vitamin-d-levels-associated-colds-flu
Autor: William Duval, Ph.D. **Titel:** Low Vitamin D Levels Associated with Colds and Flu
von: National Institutes of Health **Erscheinungsdatum:** March 9, 2009
Webseite: NIH Research Matters **Publisher:** U.S. Department of Health Human Services

[s222] - https://www.ncbi.nlm.nih.gov/books/NBK557876/
Autor: Anum Asif; Nauman Farooq **Titel:** Vitamin D Toxicity
von: StatPearls Publishing **Erscheinungsdatum:** 2024 Jan
Webseite: NCBI Bookshelf **Publisher:** StatPearls Publishing

[s223] - https://www.nhs.uk/conditions/vitamins-and-minerals/vitamin-d/
Titel: Vitamin D **von:** NHS
Erscheinungsdatum: 03 August 2020 **Webseite:** NHS

[s224] - https://medlineplus.gov/ency/article/002596.htm
Autor: Jesse Borke, MD, CPE, FAAEM, FACEP **Titel:** Multiple vitamin overdose
von: A.D.A.M., Inc. **Erscheinungsdatum:** 07012023
Webseite: MedlinePlus **Publisher:** National Library of Medicine

[s225] - https://article.imrpress.com/journal/IJVNR/94/2/10.1024/0300-9831/a000798/0434350f16f4c5c21f1b3d412be7e2f4.pdf
Autor: Zahra Nekoukar, Aliasghar Manouchehri, Zakaria Zakariaei **Titel:** Accidental vitamin D3 overdose in a young man: A case report and literature of review
Erscheinungsdatum: November 17, 2023 **Webseite:** International Journal for Vitamin and Nutrition Research
Publisher: Hogrefe Publishing

[s226] - https://www.ncbi.nlm.nih.gov/books/NBK557876/
Autor: Anum Asif; Nauman Farooq **Titel:** Vitamin D Toxicity
von: StatPearls Publishing **Erscheinungsdatum:** 2024 Jan
Webseite: NCBI Bookshelf **Publisher:** StatPearls Publishing

[s227] - https://pubmed.ncbi.nlm.nih.gov/30294301/
Autor: Ewa Marcinowska-Suchowierska, Malgorzata **Titel:** Vitamin D Toxicity-A Clinical Perspective
Kupisz-Urbanska, Jacek Lukaszkiewicz, Pawel Pludowski, Glenville Jones
Erscheinungsdatum: 2018-09-20 **Webseite:** Front Endocrinol (Lausanne)

[s228] - https://jmedicalcasereports.biomedcentral.com/articles/10.1186/1752-1947-8-74
Autor: Rinkesh Kumar Bansal, Pankaj Tyagi, Praveen **Titel:** Iatrogenic hypervitaminosis D as an unusual cause of persistent vomiting: a case report
Sharma, Vikas Singla, Veronica Arora, Naresh Bansal, Ashish Kumar, Anil Arora
von: BioMed Central Ltd **Erscheinungsdatum:** 26 February 2014
Webseite: Journal of Medical Case Reports **Publisher:** BioMed Central

[s229] - https://bmcpediatr.biomedcentral.com/articles/10.1186/s12887-020-02240-4
Autor: Fariba Farnaghi, Hossein Hassanian-Moghaddam, Nasim Zamani, Narges Gholami, Latif Gachkar, Maryam Hosseini Yazdi **Titel:** Vitamin D toxicity in a pediatric toxicological referral center; a cross-sectional study from Iran
von: Shahid Beheshti University of Medical Sciences **Erscheinungsdatum:** 20 July 2020
Webseite: BMC Pediatrics **Publisher:** Springer Nature

[s230] - https://www.nature.com/articles/s41598-021-87099-w
Autor: Thomas Plant-Bordeneuve, Silvia Berardis, Pierre Bastin, Damien Gruson, Laurence Henri, Sophie Gohy **Titel:** Vitamin D intoxication in patients with cystic fibrosis: report of a single-center cohort
von: Cliniques universitaires Saint-Luc **Erscheinungsdatum:** 08 April 2021
Webseite: Nature **Publisher:** Scientific Reports

[s231] - https://www.ncbi.nlm.nih.gov/books/NBK548094/
Titel: LiverTox: Clinical and Research Information on Drug-Induced Liver Injury **von:** National Institute of Diabetes and Digestive and Kidney Diseases
Erscheinungsdatum: 2012-05-27 **Webseite:** NCBI
Publisher: National Library of Medicine

[s232] - https://www.nature.com/articles/s41430-020-0558-y
Autor: Karin Amrein, Mario Scherkl, Magdalena Hoffmann, Stefan Neuwersch-Sommeregger, Markus Kstenberger, Adelina Tmava Berisha, Gennaro Martucci, Stefan Pilz, Oliver Malle **Titel:** Vitamin D deficiency 2.0: an update on the current status worldwide
von: Nature Publishing Group **Erscheinungsdatum:** 20 January 2020
Webseite: nature.com **Publisher:** European Journal of Clinical Nutrition

[s233] - https://pubmed.ncbi.nlm.nih.gov/18290725/
Autor: Reinhold Vieth **Titel:** Vitamin D toxicity, policy, and science
Erscheinungsdatum: 2007-12 **Webseite:** PubMed
Publisher: J Bone Miner Res

[s234] - https://www.efsa.europa.eu/sites/default/files/2024-05/ul-summary-report.pdf
Titel: Overview on Tolerable Upper Intake Levels **von:** European Food Safety Authority
Erscheinungsdatum: June 2024 **Webseite:** EFSA

[s235] - https://link.springer.com/article/10.1007/s40520-020-01678-x
Autor: Ren Rizzoli **Titel:** Vitamin D supplementation: upper limit for safety revisited?
Erscheinungsdatum: 28 August 2020 **Webseite:** SpringerLink
Publisher: Aging Clinical and Experimental Research

[s236]
https://www.canada.ca/en/health-canada/services/drugs-health-products/drug-products/prescription-drug-list/notices-changes/notice-amendment-vitamin-d.html
Titel: Notice: Prescription Drug List (PDL): Vitamin D **von:** Health Canada
Erscheinungsdatum: 2021-02-22 **Webseite:** Canada.ca
Publisher: Government of Canada

[s237] - https://ucfhealth.com/our-services/lifestyle-medicine/how-to-flush-vitamin-d-out-of-system/
Titel: How to Flush Vitamin D Out of Your System Naturally **von:** UCF Health
Webseite: ucfhealth.com

[s238] - https://www.ncbi.nlm.nih.gov/books/NBK557876/
Autor: Anum Asif; Nauman Farooq **Titel:** Vitamin D Toxicity
von: StatPearls Publishing **Erscheinungsdatum:** 2024 Jan
Webseite: NCBI Bookshelf **Publisher:** StatPearls Publishing

[s239] - https://medlineplus.gov/ency/article/002596.htm
Autor: Jesse Borke, MD, CPE, FAAEM, FACEP **Titel:** Multiple vitamin overdose
von: A.D.A.M., Inc. **Erscheinungsdatum:** 07012023
Webseite: MedlinePlus **Publisher:** National Library of Medicine

[s240] - https://pubmed.ncbi.nlm.nih.gov/30294301/
Autor: Ewa Marcinowska-Suchowierska, Malgorzata Kupisz-Urbanska, Jacek Lukaszkiewicz, Pawel Pludowski, Glenville Jones **Titel:** Vitamin D Toxicity-A Clinical Perspective
Erscheinungsdatum: 2018-09-20 **Webseite:** Front Endocrinol (Lausanne)

[s241] - https://www.nhs.uk/conditions/vitamins-and-minerals/vitamin-d/
Titel: Vitamin D **von:** NHS
Erscheinungsdatum: 03 August 2020 **Webseite:** NHS

[s242] - https://www.ncbi.nlm.nih.gov/books/NBK548094/
Titel: LiverTox: Clinical and Research Information on Drug-Induced Liver Injury **von:** National Institute of Diabetes and Digestive and Kidney Diseases
Erscheinungsdatum: 2012-05-27 **Webseite:** NCBI

[s243] - https://www.kidney.org/sites/default/files/Vitamin-D-Supplementation-Patients-With-CKD.pdf
Autor: Holly Kramer, MD, MPH; Jeffrey S. Berns, MD; Michael J. Choi, MD; Kevin Martin, MD; Michael V. Rocco, MD **Titel:** 25-Hydroxyvitamin D Testing and Supplementation in CKD: An NKF-KDOQI Controversies Report
von: National Kidney Foundation **Erscheinungsdatum:** July 28, 2014
Webseite: Kidney.org **Publisher:** Elsevier Inc.

[s244] - https://link.springer.com/article/10.1007/s00223-021-00844-1
Autor: Marilena Christodoulou, Terence J. Aspray, Inez Schoenmakers **Titel:** Vitamin D Supplementation for Patients with Chronic Kidney Disease: A Systematic Review and Meta-analyses of Trials Investigating the Response to Supplementation and an Overview of Guidelines
von: Springer **Erscheinungsdatum:** 2021-04-25
Webseite: SpringerLink **Publisher:** Calcified Tissue International

[s245] - https://pubmed.ncbi.nlm.nih.gov/24753153/
Autor: Lieke S Kamphuis, Femke Bonte-Mineur, Jan A van Laar, P Martin van Hagen, Paul L van Daele **Titel:** Calcium and vitamin D in sarcoidosis: is supplementation safe?
von: Erasmus MC, University Medical Centre **Erscheinungsdatum:** 2014-11
Webseite: PubMed **Publisher:** American Society for Bone and Mineral Research

[s246] - https://ern-lung.eu/wp-content/uploads/2020/12/1a.-Guideline-sarcoidosis-diagnosis-ATS-2020.pdf
Autor: Elliott D. Crouser, Lisa A. Maier, Kevin C. Wilson, Catherine A. Bonham, Adam S. Morgenthau, Karen C. Patterson, Eric Abston, Richard C. Bernstein, Ron Blankstein, Edward S. Chen, Daniel A. Culver, Wonder Drake, Marjolein Drent, Alicia K. Gerke, Michael Ghobrial, Praveen Govender, Nabeel Hamzeh, W. Ennis James, Marc A. Judson, Liz Kellermeyer, Shandra Knight, Laura L. Koth, Venerino Poletti, Subha V. Raman, Melissa H. Tukey, Gloria E. Westney, Robert P. Baughman **Titel:** Diagnosis and Detection of Sarcoidosis: An Official American Thoracic Society Clinical Practice Guideline
von: American Thoracic Society **Erscheinungsdatum:** February 2020
Webseite: American Thoracic Society **Publisher:** American Thoracic Society

[s247] - https://www.ncbi.nlm.nih.gov/books/NBK559248/
Autor: Hacen Vall; Preeti Patel; Mayur Parmar **Titel:** Teriparatide
von: StatPearls Publishing **Erscheinungsdatum:** 2024 Jan
Webseite: NCBI Bookshelf **Publisher:** National Library of Medicine, National Institutes of Health

[s248] - https://www.hey.nhs.uk/wp/wp-content/uploads/2016/03/vitaminD.pdf
Autor: Dr Mo Aye, Consultant Endocrinologist; Dr Marie Miller, Interface Pharmacist **Titel:** Prescribing Guideline: Vitamin D: testing and replacement
von: Hull and East Riding Prescribing Committee **Erscheinungsdatum:** Approved: HERPC Sept 2014 Updated: Aug 2018 Review: Aug 2021
Webseite: NHS

[s249] - https://pubmed.ncbi.nlm.nih.gov/34847425/
Autor: Carla LoPinto-Khoury, Laura Brennan, Scott Mintzer **Titel:** Impact of carbamazepine on vitamin D levels: A meta-analysis
von: Temple University, Thomas Jefferson University **Erscheinungsdatum:** 2021-11-26
Webseite: PubMed **Publisher:** Elsevier B.V.

[s250] - https://www.e-acnm.org/journal/view.html?doi=10.15747/ACNM.2022.14.1.20

Autor:	Jung Won Jung, So Young Park, Hyunah Kim	**Titel:**	Drug-Induced Vitamin Deficiency
von:	Sookmyung Women's University	**Erscheinungsdatum:**	June 1, 2022
Webseite:	Annals of Clinical Nutrition and Metabolism	**Publisher:**	The Korean Society of Surgical Metabolism and Nutrition and The Korean Society for Parenteral and Enteral Nutrition

[s251] - https://www.nature.com/articles/sc2016131

Autor:	J Lamarche, G Mailhot	**Titel:**	Vitamin D and spinal cord injury: should we care?
von:	Nature Publishing Group	**Erscheinungsdatum:**	20 September 2016
Webseite:	nature.com	**Publisher:**	Nature Publishing Group

Bild-Quellen

Informationen zu allen folgenden Bildern

Keines der Bilder wurden verändert, nur die Auflösung wurde angepasst.

Alle Bilder haben weiterhin die ursprängliche Lizenz.

Trotz sorgfältiger Prüfung kann die Richtigkeit und die Zuordnung der Bilder nicht garantiert werden.

Alle verwendeten Bilder wurden gemäß ihrer jeweiligen Lizenzbestimmungen verwendet.

Bei der eBook Version wurden die Bilder zu nummerierten Collagen zusammengestellt.

Alle Bilder wurden final abgerufen und geprüft am 2024-12-20.

Verwendete Lizenzen

CC0	http://creativecommons.org/publicdomain/zero/1.0/deed.en
CC BY 4.0	https://creativecommons.org/licenses/by/4.0
CC BY 2.0	https://creativecommons.org/licenses/by/2.0
No restrictions	https://www.flickr.com/commons/usage/

Bildnachweise

[i1] - 001_001_001_image_7dehydrocholesterin.jpeg
https://upload.wikimedia.org/wikipedia/commons/a/a0/7-Dehydrocholesterol_molecule_spacefill.png
Date: 2011-08-04 von: Jynto
License: CC0 (http:creativecommons.orgpublicdomainzero1.0deed.en)

[i2] - 001_002_003_image_vitamin_d.jpeg
https://upload.wikimedia.org/wikipedia/commons/b/b4/Cholecalciferol-vitamin-D3-from-xtal-3D-sticks.png
Date: 2009-03-23 von: Benjah-bmm27
Künstler: Ben Mills License: Public domain

[i3] - 001_003_002_image_lachs.jpeg
https://upload.wikimedia.org/wikipedia/commons/1/1e/Pink_salmon_FWS.jpg
Date: 2001 von: Citron
Künstler: Timothy Knepp License: Public domain

[i4] - 001_003_002_image_muesli.jpeg
https://upload.wikimedia.org/wikipedia/commons/2/28/Chocolate-muesli.jpg
Date: 2016-05-22 von: MartinThoma
License: CC0 (http:creativecommons.orgpublicdomainzero1.0deed.en)

[i5] - 001_003_002_image_pflanzendrink.jpeg
https://upload.wikimedia.org/wikipedia/commons/1/13/Barley_milk.jpg
Date: 2023-04-09 von: Mx. Granger
License: CC0 (http:creativecommons.orgpublicdomainzero1.0deed.en)

[i6] - 001_003_003_image_cerealien.jpeg
https://upload.wikimedia.org/wikipedia/commons/5/56/Cereal-Fruity-Pebbles.jpg
Date: 2014-11-19 von: Evan-Amos
License: Public domain

[i7] - 001_003_004_image_kapseln.jpeg
https://upload.wikimedia.org/wikipedia/commons/7/75/Arranging_capsules.jpg
Date: 2023-11-15 von: M Joko Apriyo Putro
License: CC BY 4.0 (https:creativecommons.orglicensesby4.0)

[i8] - 001_003_005_image_vitamin_dbindendes_protein.jpeg
https://upload.wikimedia.org/wikipedia/commons/f/f5/PDB_1kxp_EBI.jpg
Date: 2009-03-11 von: DonabelSDSU.bot
Künstler: European Bioinformatics Institute License: Public domain

[i9] - 002_001_001_image_supplementierung.jpeg
https://upload.wikimedia.org/wikipedia/commons/5/52/Quercetin_Supplement_Capsules_-_53398952524.jpg
Date: 2023-12-15 von: Longevityfaq
Künstler: ben_hoffman2003 License: CC BY 2.0 (https:creativecommons.orglicensesby2.0)

[i10] - 003_001_001_image_calcium.jpeg
https://upload.wikimedia.org/wikipedia/commons/d/db/Naturalis_Biodiversity_Center_-_Gypsum_-_mineral.jpg

Date: 2014-08-06 **von:** Hansmuller
Künstler: Naturalis Biodiversity Center **License:** CC0 (http:creativecommons.orgpublicdomainzero1.0deed.en)

[i11] - 003_001_001_image_rankl.jpeg
https://upload.wikimedia.org/wikipedia/commons/3/34/PDB_1s55_EBI.jpg

Date: 2009-02-20 **von:** DonabelSDSU.bot
Künstler: European Bioinformatics Institute **License:** Public domain

[i12] - 003_001_002_image_fragilitaetsfrakturen.jpeg
https://upload.wikimedia.org/wikipedia/commons/a/ae/The_R%C3%B6ntgen_rays_in_medical_work_%281907%29_%2814754352531%29.jpg

Date: 1907 **von:** Fae
Künstler: Internet Archive Book Images **License:** No restrictions (https:www.flickr.comcommonsusage)

[i13] - 004_002_002_image_kreatinin.jpeg
https://upload.wikimedia.org/wikipedia/commons/3/33/Creatinine-amino-tautomer-3D-vdW.png

Date: 2021-09-02 **von:** Hoahocphantu
License: Public domain

[i14] - 004_003_003_image_urolithiasis.jpeg
https://upload.wikimedia.org/wikipedia/commons/1/1b/Kidney_stone_4mm_05.jpg

Date: unbekannt **von:** Eduardschnack
Künstler: Jacek Proszyk **License:** CC0 (http:creativecommons.orgpublicdomainzero1.0deed.en)

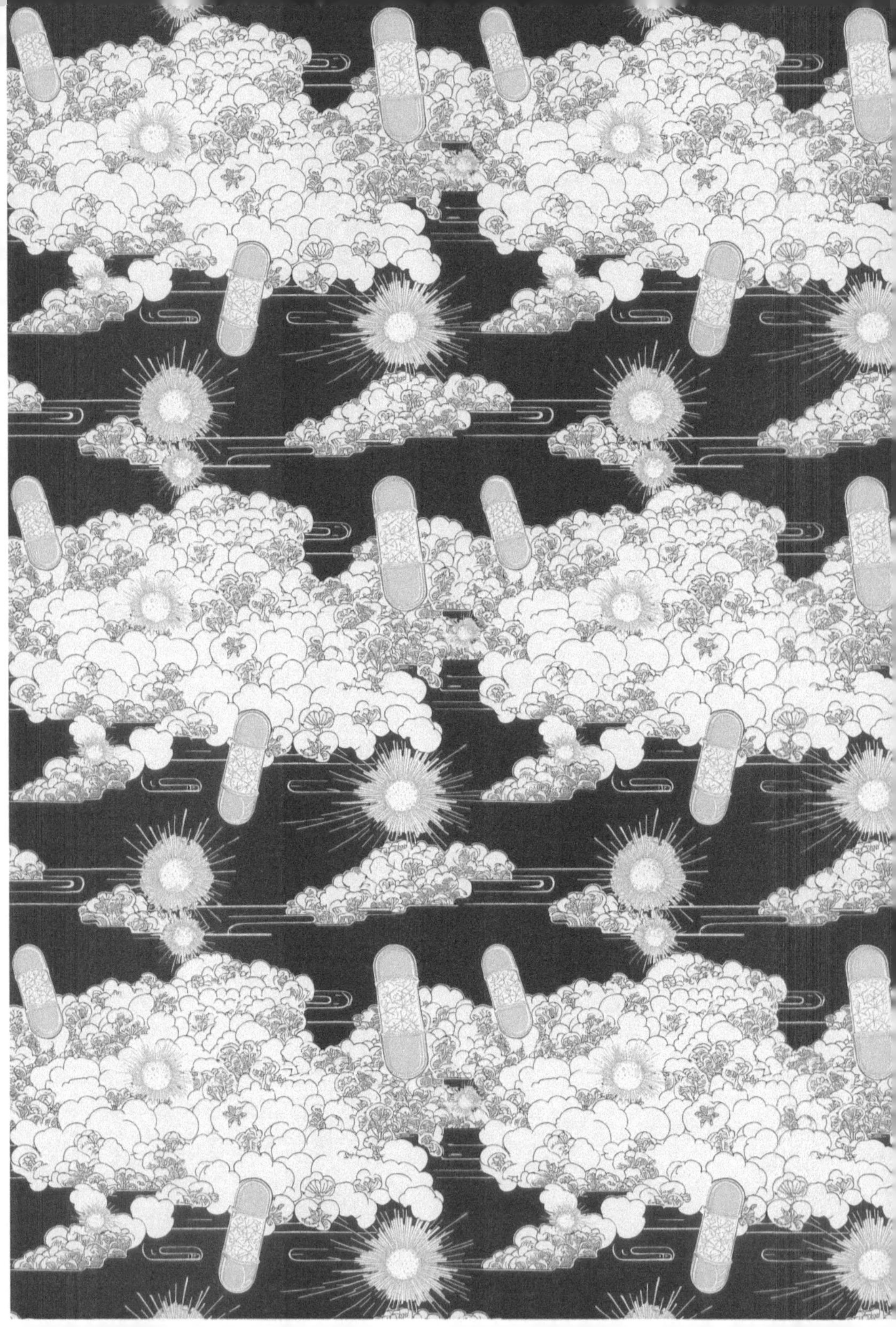

9 783384 451620